Robert Janknegt

Formulações de fentanilo de ação rápida na dor disruptiva do cancro

AF550253

Robert Janknegt

Formulações de fentanilo de ação rápida na dor disruptiva do cancro

ScienciaScripts

Imprint

Any brand names and product names mentioned in this book are subject to trademark, brand or patent protection and are trademarks or registered trademarks of their respective holders. The use of brand names, product names, common names, trade names, product descriptions etc. even without a particular marking in this work is in no way to be construed to mean that such names may be regarded as unrestricted in respect of trademark and brand protection legislation and could thus be used by anyone.

Cover image: www.ingimage.com

This book is a translation from the original published under ISBN 978-620-2-30440-5.

Publisher:
Sciencia Scripts
is a trademark of
Dodo Books Indian Ocean Ltd. and OmniScriptum S.R.L publishing group

120 High Road, East Finchley, London, N2 9ED, United Kingdom
Str. Armeneasca 28/1, office 1, Chisinau MD-2012, Republic of Moldova, Europe
Managing Directors: Ieva Konstantinova, Victoria Ursu
info@omniscriptum.com

Printed at: see last page
ISBN: 978-620-8-60717-3

Copyright © Robert Janknegt
Copyright © 2025 Dodo Books Indian Ocean Ltd. and OmniScriptum S.R.L publishing group

Índice

Resumo

A seleção de fármacos de formulações de fentanilo de ação rápida no tratamento da dor disruptiva em doentes com cancro é realizada pelo método SOJA. Todas as 7 formulações disponíveis foram incluídas na análise.

Foram utilizados os seguintes critérios de seleção: Número de dosagens disponíveis, variabilidade da taxa de absorção, interações, eficácia clínica, efeitos secundários, facilidade de administração e documentação.

Não foram identificados estudos comparativos duplamente cegos diretos entre duas ou mais formulações e a documentação clínica de todas as formulações é bastante limitada.

O critério que mais se distinguiu foi a facilidade de utilização. Isto levou a pontuações ligeiramente mais elevadas para o Abstral, Instanyl e PecFent em comparação com as outras formulações. Os prós e contras de cada formulação devem ser discutidos com o doente, selecionando a formulação mais adequada para cada doente individual.

CAPÍTULO 1

Introdução

A dor é um sistema comum associado ao cancro (1-3) e é frequentemente temida tanto pelos doentes como pelos profissionais de saúde. Os opióides fortes, como a morfina, a oxicodona ou o fentanil, são a base do tratamento de manutenção da dor oncológica grave (4). Estes são geralmente eficazes na gestão da dor de fundo, mas a dor disruptiva pode ainda ocorrer durante as doses de opióides de libertação lenta.

O termo "dor disruptiva" (DdR) foi descrito pela primeira vez por Portenoy e Hagen em 1989 como "um aumento transitório da dor para uma intensidade superior a moderada que ocorre numa dor de base de intensidade moderada ou inferior" (5). Desde então, foram propostas várias definições (6). A dor disruptiva pode ocorrer com opióides de libertação lenta (7). Estas dores podem ser causadas por acções do doente, como o movimento ou a tosse, mas podem flutuar sem motivo identificável. A dor disruptiva deve ser distinguida das exacerbações da dor relacionadas com a dose, como a dor que ocorre pouco antes da dose seguinte de analgesia (falha no fim da dose) (7). O tratamento da dor disruptiva pode exigir doses de resgate de opióides fortes (8).

A dor disruptiva é muito variável (9), com uma prevalência que vai de 40% a 80% (10), mas estão descritas na literatura taxas de prevalência de 90% (11) e pode resultar da própria doença, da incapacidade causada pelo cancro, do tratamento anticancerígeno ou de outros factores. Tem geralmente um início rápido, ou seja, um tempo até ao pico de gravidade de 5 a 30 minutos, mas com uma ampla gama que se estende até uma hora (E12). A duração é frequentemente curta e inferior a 60 minutos, mas pode durar mais de 3 horas. A dor disruptiva pode ser nociceptiva, neuropática ou uma mistura de ambas (3). A dor disruptiva do cancro é frequentemente grave e pode interferir gravemente em todos os aspectos da vida quotidiana (12, 13).

As formulações de morfina ou oxicodona de libertação imediata são amplamente utilizadas no tratamento da dor disruptiva, mas as suas caraterísticas farmacocinéticas têm limitações, com um início de ação relativamente lento (até uma hora) e uma duração de ação de até 6 horas. Isto significa que há necessidade de fármacos com um início de ação mais rápido e uma duração de ação mais curta (14). Nos últimos anos, foram introduzidas formulações transmucosas de fentanilo de ação rápida, que estão licenciadas para o tratamento da dor disruptiva. Estas formulações são avaliadas e analisadas no presente artigo.

CAPÍTULO 2

Metodologia

O método do Sistema de Análise de Julgamento Objetivado (SOJA) é um modelo para a seleção racional de medicamentos (15). Os critérios de seleção relevantes para um grupo de medicamentos são definidos e avaliados por um painel de peritos. Quanto mais importante for considerado um critério de seleção, maior será o peso relativo atribuído a esse critério. As propriedades ideais para cada critério de seleção são determinadas e cada medicamento é classificado como uma percentagem do peso relativo de todos os critérios de seleção. Os critérios que foram utilizados no presente método SOJA para formulações de fentanilo de ação rápida e a ponderação dos autores são apresentados no Quadro 1

Foi efectuada uma pesquisa na Medline em setembro de 2013 e repetida em abril de 2016 e, finalmente, em 30 de setembro de 2016, utilizando os termos de pesquisa "fentanyl" e "breakthrough pain", tendo sido incluídos no manuscrito todos os artigos relevantes relativos à farmacocinética, eficácia (especialmente estudos controlados e aleatorizados sobre a dor disruptiva em doentes com cancro) e segurança.

A presente pontuação é específica para os Países Baixos, uma vez que as formulações neerlandesas e as indicações aprovadas foram utilizadas para o cálculo da pontuação.

Quadro 1 Critérios de seleção e ponderação dos autores

Criteria	RWF
Number of strengths	60
Variability in rate of absorption	50
Interactions	50

Clinical efficacy	350
Side effects	150
Dosage frequency/ease of administration	140
Documentation	200
Total weight	1000

FPR: fator de ponderação de classificação

As formulações de fentanilo de ação rápida disponíveis nos Países Baixos, na Alemanha e no Reino Unido foram incluídas na análise. Estas estão resumidas no Quadro 2.

Quadro 2 Formulações de fentanil incluídas

Formulation	Trade name	Description
Sublingual	Abstral	Sublingual fentanyl orally disintegrating tablet
Sublingual	Recivit. Ethyfyl, Dolofent	Sublingual fentanyl tablet
Oromucosal	Actiq	Oral transmucosal fentanyl citrate (OTFC)
Buccal tablet	Effentora	Effervescent formulation
Buccal soluble film	Breakyl	Fentanyl buccal soluble film
Nasal spray	Instanyl	Phosphate buffered solution
Nasal spray	PecFent	Fentanyl pectin intranasal spray

O comprimido sublingual de desintegração oral (Abstral) deve ser administrado diretamente sob a língua, na parte mais profunda. O comprimido desintegra-se quase imediatamente em pequenas partículas ligadas a um componente mucoadesivo. Após a adesão, este componente dissolve-se, resultando na libertação de fentanilo. O comprimido sublingual não deve ser engolido, mas sim deixado dissolver-se completamente na cavidade sublingual sem mastigar ou chupar. Os doentes devem ser aconselhados a não comer ou beber nada até que o comprimido sublingual esteja completamente dissolvido. Nos doentes com boca seca, pode ser utilizada água para humedecer a mucosa bucal antes de tomar o comprimido sublingual (16).

O comprimido sublingual (Recevit) contém fentanilo nas camadas exteriores do comprimido. Os restos do comprimido podem ser engolidos após 30 minutos (17).

O citrato de fentanilo transmucoso oral (OTFC) destina-se a ser administrado por via oromucosa, pelo que deve ser colocado na boca contra a bochecha e deve ser movimentado à volta da boca utilizando a matriz de açúcar que contém citrato num aplicador, com o objetivo de maximizar a quantidade de exposição da mucosa ao produto. A unidade OTFC deve ser sugada e não mastigada, uma vez que a absorção do fentanilo através da mucosa bucal é rápida em comparação com a absorção sistémica através do trato gastrointestinal. Pode ser utilizada água para humedecer a mucosa bucal em doentes com boca seca. A unidade de OTFC deve ser consumida durante um período de 15 minutos. Se surgirem sinais de efeitos opiáceos excessivos antes de a unidade Actiq ser totalmente consumida, esta deve ser imediatamente removida e deve ser considerada a possibilidade de reduzir as doses futuras (18).

O comprimido bucal (Effentora) é uma formulação efervescente, utilizando a tecnologia de administração de fármacos Oravescent. A formulação reduz inicialmente o pH local, tornando o fentanilo mais solúvel na saliva. Em seguida, é libertado dióxido de carbono, o que resulta num pH mais elevado, aumentando a proporção de fentanilo (dissolvido) que é sindicalizado, o que permite a absorção. O dióxido de carbono também aumenta a permeabilidade do tecido da mucosa. O comprimido deve ser colocado na cavidade bucal acima de um molar posterior, entre a bochecha superior e a gengiva, e deve ser mantido no local até se desintegrar (normalmente 14-25 minutos). O comprimido não deve ser chupado, mastigado ou engolido, uma vez que tal resultará em concentrações plasmáticas mais baixas do que quando tomado de acordo com as instruções. Pode ser utilizado por via sublingual, mas não existem estudos clínicos sobre esta aplicação (19).

A película solúvel bucal de fentanilo (Breakyl) utiliza a tecnologia BEMA. A tecnologia de administração de medicamentos BEMA consiste numa pequena película de polímero bioerodível para aplicação nas membranas mucosas (revestimento interno da bochecha). As películas BEMA foram concebidas para administrar rapidamente uma dose de fármaco através das membranas mucosas em condições sensíveis ao tempo ou para facilitar a administração de fármacos com fraca absorção oral (comprimidos). O doente deve abrir a saqueta de Breakyl imediatamente antes da utilização, tal como indicado nas instruções impressas na saqueta, e utilizar a língua para humedecer o interior da bochecha ou lavar a boca com água para humedecer a área para colocação da película bucal no interior da boca, de modo a que o lado rosa entre em contacto suave com o revestimento interno da bochecha. O doente deve pressionar e manter a película no lugar durante, pelo menos, 5 segundos, até que esta adira firmemente; em seguida, o lado branco deve ser visível.

Após este período, a película bucal de Breakyl deve manter-se no sítio por si só. Os líquidos podem ser consumidos após 5 minutos. Normalmente, a película bucal de Breakyl dissolve-se completamente 15 a 30 minutos após a aplicação. O doente deve ser instruído para evitar manipular a película bucal com a língua ou com o(s) dedo(s) e evitar ingerir alimentos até que a película bucal se tenha dissolvido (20).

O spray intranasal de fentanilo (Instanyl) contém uma solução tamponada com fosfato de citrato de fentanilo que é administrada através de um dispositivo de pulverização nasal de dose única ou múltipla. Este fármaco é rapidamente absorvido, com um Tmax arterial de 7 minutos e um tempo de início de ação para o alívio da dor de cerca de 710 minutos (E14). A duração da ação é de cerca de 60 minutos quando administrado em dose única em bolus. É necessário limpar a ponta do spray nasal após cada utilização (21).

O outro spray nasal (PecFent) utiliza o sistema de administração de medicamentos PecSys. Uma solução aquosa de baixa viscosidade contém pectina. Cada gota de spray forma um gel após o contacto com a mucosa nasal.

Para administrar o spray nasal, o bocal é colocado a uma curta distância (cerca de 1 cm) na narina e apontado ligeiramente para a ponte do nariz. A pulverização é então administrada premindo e soltando as pegas dos dedos de cada lado do bocal. Ouve-se um clique e o número indicado no contador avança uma unidade. Os doentes devem ser informados de que podem não sentir a pulverização a ser administrada e que, por conseguinte, devem confiar no clique audível e no número no contador que avança para confirmar que foi administrada uma pulverização. Os doentes devem ser aconselhados a não assoar o nariz imediatamente após a administração do medicamento (22)

Número de pontos fortes disponíveis

Este critério foi classificado da seguinte forma:

Se estiverem disponíveis muitas dosagens diferentes, isto permite ao doente otimizar a dosagem eficaz durante o período de titulação.

Pontos fortes disponíveis

6 or more strengths	100%
5 strengths	90%
4 strengths	80%
3 strengths	70%
2 strengths	60%
1 strength	50%

Resultados

Formulation	Trade name	Strengths	Score
Sublingual	Abstral	100 mcg 200 mcg 300 mcg 400 mcg	100%

		600 mcg 800 mcg	
Sublingual	Recivit	67 mcg 133 mcg 267 mcg 400 mcg 533 mcg	90%
Oromucosal OTFC	Actiq	200 mcg 400 mcg 600 mcg 800 mcg	80%
Buccal tablet	Effentora	100 mcg 200 mcg 400 mcg 600 mcg 800 mcg	90%
Buccal soluble film	Breakyl	200 mcg 400 mcg 600 mcg 800 mcg	80%
Nasal spray	Instanyl	50 mcg 100 mcg 200 mcg	70%
Nasal spray	PecFent	100 mcg 400 mcg	60%

É permitida uma segunda dose de Instanyl após 10 minutos, o que reduz a necessidade de para muitas formulações. O PecFent pode ser administrado numa ou nas duas narinas, permitindo uma dosagem flexível com apenas 2 formulações. Por outro lado, isto significa uma dose extra para o doente. É por isso que o marcámos da forma atual.

Os resultados reflectem a situação nos Países Baixos, podendo haver pequenas diferenças na disponibilidade de formulações noutros países.

Variabilidade da absorção

Pode ser utilizada uma grande variedade de propriedades farmacocinéticas para ajudar a selecionar as formulações de fentanilo, mas apenas algumas têm qualquer relevância clínica. Factores como a ligação às proteínas, o volume de distribuição, a via de eliminação e a lipofilicidade têm pouco ou nenhum impacto na eficácia e tolerabilidade do fentanilo.

Pode ocorrer uma variabilidade nas necessidades de dose devido a diferenças na exposição ao medicamento e a uma absorção incompleta, ou uma variabilidade elevada tornará a titulação da dose mais problemática.

A variabilidade da AUC foi utilizada para o cálculo da pontuação e estava relacionada com o desvio padrão (DP) da AUC. Os produtos com menor DP receberam uma pontuação mais elevada, utilizando o seguinte sistema:

- SD 40%: pontuação 60% (100%-60%).
- SD 80%: pontuação de 20% (100%-80%).

Resultados

A este critério foi atribuído um peso relativo reduzido. Uma elevada variabilidade na extensão e taxa de absorção pode certamente contribuir para a variabilidade da resposta clínica, mas observa-se uma variabilidade muito elevada na resposta clínica a cada dose individual de cada formulação. Assim, o papel da variabilidade farmacocinética é provavelmente limitado quando se comparam os medicamentos.

Vários estudos não foram incluídos na análise devido ao uso de formulações diferentes das descritas acima.

A absorção da formulação sublingual (estudada para o Abstral) pode ser mais lenta em doentes com baixo fluxo salivar. A humidificação da cavidade oral pode ultrapassar este problema (23.

A presença de mucosite ligeira teve um efeito limitado na farmacocinética do comprimido bucal, dose 200 mcg. A Cmax média foi de 1,14 nos doentes com mucosite e de 1,21 nos doentes sem mucosite (24).

Um estudo adicional investigou a variabilidade intra-individual na AUC e na Cmax do comprimido bucal. Foi encontrada uma variabilidade baixa: o coeficiente de variação foi de 11% para a Cmáx e 7% para a AUC (25). Foram realizados três estudos farmacocinéticos em voluntários japoneses (26-28) e a AUC e a Cmax foram consistentemente maiores em doentes japoneses do que em doentes caucasianos.

O tmax é, obviamente, um aspeto relevante para o tratamento da dor disruptiva no cancro.

No entanto, o número de estudos comparativos é demasiado baixo para incluir este critério de seleção. Dois estudos compararam o comprimido bucal e a formulação transmucosa, mostrando uma absorção mais rápida do comprimido bucal (29, 30).

Um estudo piloto mostrou uma elevada variabilidade de absorção do Instanyl, provavelmente devido a uma técnica de inalação incorrecta (31).

Os dados relativos à variabilidade da AUC (expressa como o desvio padrão do ponto percentual no tmax) estão resumidos abaixo:

Não foram observadas diferenças significativas na variabilidade. A variabilidade das formulações sublingual e nasal foi ligeiramente inferior à das outras formulações.

AUC, variabilidade, (normalizada para 400 mcg)

Formulation	Trade name	Range	Mean	Ref	Score
Sublingual	Abstral	27-35% 32%	32%	32 22	68%
Sublingual	Recivit	34%	34	data on file	66%
Oromucosal	Actiq	33% 56-97% 30-62% 37%	48%	34 25 36 37	52%
Buccal tablet	Effentora	40-52% 35% 52% 35% 46% 47-52% 34% 47% 42% 27% 27% Jpn 25% Jpn	40%	38 49 40 41 19 42 43 44 29 25 26 27	60%
Buccal tablet	Breakyl	20-32% 33% 40%	33%	45 37 46	67%
Nasal spray	Instanyl	26% 40%	35%	47 48	65%
		29-45%		49	
Nasal spray	PecFent	8-49% 58%	40%	50 51	60%

Interações medicamentosas

As interações medicamentosas ocorrem normalmente numa pequena minoria de doentes, mas são relevantes do ponto de vista da formulação, a fim de reduzir a incidência e a gravidade dessas interações.

Este critério é um aspeto padrão da metodologia SOJA, mas a sua relevância é obviamente baixa porque apenas as formulações de fentanil estão incluídas nesta análise e, por conseguinte, foi-lhe atribuída uma pontuação de 50/1000.

Se um medicamento tiver uma elevada incidência de interações medicamentosas, isso pode complicar a terapêutica com esse medicamento. Quanto menor for a incidência e a gravidade das interações medicamentosas com cada medicamento individual, maior será a pontuação neste critério.

Resultados

A utilização simultânea de outros depressores do sistema nervoso central, incluindo outros opiáceos, sedativos ou hipnóticos, anestésicos gerais, fenotiazinas, tranquilizantes, relaxantes musculares esqueléticos, anti-histamínicos sedativos e álcool pode produzir efeitos depressores aditivos (1622).

O fentanilo é metabolizado principalmente pelo citocromo P450, CYP3A4. Podem ocorrer potenciais interações quando o fentanilo é administrado concomitantemente com produtos que afectam a atividade do CYP3A4. A administração concomitante com inibidores fortes do CYP3A4 pode resultar num aumento das concentrações plasmáticas de fentanilo, com o risco de reacções adversas graves, ao passo que os indutores podem diminuir as concentrações de fentanilo (16-22). Isto aplica-se a todas as formulações de fentanilo e não há indicações de diferenças clinicamente relevantes entre as formulações a este respeito.

As concentrações máximas de fentanilo e os efeitos clínicos do foram minimamente afectados pela rifampicina ou pelo sumo de toranja, mas a rifampicina reduziu a biodisponibilidade do fentanilo em mais de 60%. Não existem dados publicados sobre os efeitos de outros indutores do CYP3A4 na farmacocinética do fentanilo transmucoso.

O RCM do spray nasal (Instanyl) menciona uma interação com a oximetazolina. A Cmax foi reduzida em cerca de 50%, enquanto o tempo para atingir o nível máximo foi duplicado. A combinação deve ser evitada (21).

Todas as formulações recebem 80%.

Eficácia clínica

CAPÍTULO 3

Introdução

A eficácia clínica é, por definição, um critério de seleção muito importante para cada grupo de medicamentos. A eficácia relativa das formulações de fentanilo foi determinada, em primeiro lugar, através de estudos comparativos aleatórios em dupla ocultação entre estes medicamentos.

Se estes estudos não estiverem disponíveis, foram também tidos em consideração os resultados de estudos aleatórios controlados por placebo ou de estudos (em dupla ocultação ou abertos) com outros opiáceos de resgate.

Na última etapa, foram considerados estudos não comparativos. Os estudos com menos de 20 doentes por braço de tratamento não foram tidos em consideração. Este foi o caso dos estudos 52-57. Apenas os estudos com doentes com dor oncológica foram incluídos na presente análise. Os estudos com dor não oncológica ou com uma população mista foram excluídos.

Estão a ser utilizados vários parâmetros para determinar a eficácia clínica.

- A intensidade da dor é geralmente determinada numa escala de 11 pontos, em que 0 significa que não há dor e 10 significa uma dor tão forte quanto se possa imaginar.
- A diferença de intensidade da dor (DIP) entre o placebo e a medicação ativa é calculada subtraindo a IP do placebo da IP com o composto ativo em vários intervalos de tempo, normalmente na linha de base, 15, 30, 45 e 60 minutos.
- A soma dos PIDs (SPID) pode ser calculada ao longo do tempo como um parâmetro alternativo. Existe uma tendência para maiores diferenças estatísticas utilizando estes resultados do que utilizando a taxa de resposta (58).
- Outro parâmetro pode ser a redução clinicamente significativa dos IP. Uma redução de IP >30% ou >50% é o parâmetro mais comum.
- Finalmente, o alívio da dor (PR) ou o PR total ao longo do tempo (TOTPAR) são utilizados como parâmetros.

Os autores remetem para as referências 58 e 59 para uma avaliação mais aprofundada da fundamentação da utilização de cada um dos parâmetros.

Resultados

Estudos comparativos aleatórios em dupla ocultação entre duas ou mais formulações de fentanilo

Infelizmente, não foram identificados estudos que comparassem diferentes formulações de ação rápida . Estes estudos não são fáceis de realizar, uma vez que é necessária a cooperação de pelo menos duas empresas para permitir um desenho em dupla ocultação e duplo simulado (crossover). Por conseguinte, é pouco provável que estes estudos venham a ser efectuados num futuro próximo. Este facto torna complicado tirar conclusões sobre a eficácia relativa (e a tolerabilidade) das diferentes formulações de fentanilo. Na ausência de tais estudos, os autores tentaram comparar estes fármacos indiretamente (E16). No entanto, o impacto destes estudos não é fácil de considerar.

Estudos comparativos aleatórios abertos entre duas ou mais formulações de fentanilo

Formulação oromucosa (OTFC) vs spray nasal

Um estudo comparou o OTFC e o spray nasal em doentes com dor oncológica disruptiva. Um total de 139 doentes foi aleatorizado e titulado para uma dose eficaz (pelo menos 3 de 4 períodos de dor disruptiva tinham de ser tratados eficazmente) de uma das formulações durante seis períodos de dor disruptiva, seguido do mesmo procedimento para a outra formulação. O resultado primário foi o tempo registado pelo doente até ao início do alívio significativo da dor. Os resultados secundários foram a diferença de intensidade da dor (PID) aos 10 e 30 minutos, a soma da diferença de intensidade da dor (SPID) aos 15 e 60 minutos, a facilidade de administração, a preferência de tratamento e a relação entre a dose de opiáceos de fundo e a dose efectiva de fentanilo. Os pormenores do estudo estão resumidos nos quadros 3-6.

Um total de 86 doentes completou o estudo. O parâmetro de avaliação do estudo (alívio significativo da dor) foi diferente dos parâmetros de avaliação utilizados nos estudos controlados por placebo (ver abaixo). O tempo médio para o início do alívio significativo da dor foi de 16 minutos para OTFC vs 11 minutos para o spray nasal. Verificou-se um início mais rápido do alívio da dor com o spray nasal em 66% dos doentes ($p<0,001$). O spray nasal também teve efeitos significativamente ($p<0,001$) mais fortes nos PIDs aos 10 (2,27 vs 1,08) e 30 minutos (4,15 vs 3,39). As diferenças de PID aos 5, 15, 20 e 60 minutos também foram significativamente maiores para a formulação nasal.

Os SPIDs de 0-15 (1,66 vs 0,85) e de 0-60 minutos (3,52 vs 2,83) foram maiores para a formulação nasal em comparação com a formulação OTFC (60). As razões para a retirada (eventos adversos, analgesia inadequada durante o período de titulação, retirada do consentimento) foram comparáveis para ambas as formulações.

Deve ter-se em conta que (de acordo com os respectivos RCM) foi permitida uma segunda dose da formulação nasal após 10 minutos, ao passo que para a formulação OTFC foi de 30 minutos. Este facto pode ter tido efeitos nos resultados do estudo.

O estudo foi discutido de forma crítica no Relatório de Avaliação da EMA para o Instanyl, com uma menção a uma possível má conduta num dos principais sítios de estudo: http://www.ema.europa.eu/docs/en GB/document library/EPAR - Public assessment report/human/000959/WC500033144.pdf) (acedido em 18 de setembro de 2013).

Spray nasal de pectina de fentanilo (FPNS) vs spray nasal

Um estudo comparou o FPNS e o spray nasal em doentes com dor oncológica disruptiva, num desenho cruzado em que foram tratados um a quatro episódios de dor oncológica disruptiva. Um total de 97 episódios foram tratados com o FPNS e 91 com o spray nasal. Ao contrário da maioria dos outros estudos, não foram apresentados detalhes sobre a fração de doentes que utilizaram dosagens específicas (Tabela 3). Os pormenores do estudo estão resumidos nas Tabelas 3-6. As pontuações PID foram determinadas aos 5, 10 e 20 minutos. As pontuações PID do FPNS e do spray nasal foram, respetivamente, 1,2 e 1,0 aos 5 minutos, 2,4 e 2,2 aos 10 minutos e 3,8 e 3,4 aos 20 minutos, em comparação com a linha de base. As pontuações aos 5 e 20 minutos foram significativamente melhores para o FPNS. As pontuações do SPID aos 20 minutos (7,5 e 6,7) não foram significativamente diferentes. A FPNS também teve um desempenho melhor do que o spray nasal em alguns pontos de tempo no que diz respeito à proporção de doentes que apresentaram >33% de redução na intensidade da dor (apenas aos 5 minutos) e >50% de redução (apenas aos 20 minutos) (61).

Estudos comparativos com outros medicamentos activos

Comprimido sublingual de desintegração oral

Um estudo prospetivo e longitudinal comparou o comprimido sublingual de desintegração oral com a morfina oral de libertação imediata. Os pormenores do estudo são apresentados nos quadros 3-6. Os doentes com dor oncológica disruptiva foram aleatorizados para começar com o comprimido sublingual ou com morfina durante 30 dias e foram depois titulados para uma dose eficaz de ambos os medicamentos. Os parâmetros primários foram a intensidade da dor, a frequência de pedidos de alívio da dor e o tempo para o início do alívio. Os parâmetros primários foram avaliados nos dias 3 (durante a titulação), 7, 15 e 30. Não foi indicado quando a intensidade da dor foi determinada em relação à dosagem dos medicamentos. O comprimido sublingual foi superior ($p<0,001$) à morfina oral em todos os parâmetros. Nos dias 7, 15 e 30, a significância estatística foi atingida logo aos 5 minutos e mostrou um tempo significativamente mais rápido para o início do alívio do comprimido sublingual em relação à morfina oral em todas as fases ($p<0,001$) (64).

Um estudo italiano comparou o comprimido sublingual de desintegração oral com a morfina subcutânea. Os pormenores do estudo são apresentados nos quadros 3-6. Houve diferenças entre ambos os tratamentos na linha de base relativamente ao tipo de cancro (23% de cancro urogenital no grupo do fentanil vs 5% no grupo da morfina e os doentes no grupo da morfina eram mais velhos: 62,3 vs 57,7 anos. O estudo foi concebido para demonstrar a não inferioridade do fentanilo, mas tal não foi demonstrado no estudo. Os doentes que tomaram fentanilo receberam uma segunda dose após 30 minutos com maior frequência do que os que tomaram morfina: 51% vs 37%, embora esta diferença não tenha sido estatisticamente significativa (64A).

Formulação OTFC

Um estudo duplamente cego, duplo simulado e cruzado comparou o OTFC com formulações orais de libertação imediata de sulfato de morfina. Os pormenores do estudo são apresentados nas Tabelas 3-6. Os doentes com dor disruptiva foram titulados para uma dose eficaz de ambos os fármacos e, em seguida, foram aleatorizados para começar com OTFC ou com morfina durante 5 doses cada. O objetivo primário foi a pontuação PID aos 15 minutos. Não houve relação entre as doses de OTFC e de morfina após a fase de titulação. Também não houve relação entre as doses de resgate da medicação de resgate e as doses de analgesia de fundo.

Aos 15 minutos, o OFTC produziu uma alteração >33% na pontuação PID para 42% dos episódios tratados, em comparação com 32% dos episódios tratados com morfina oral (p<0,001). O OFTC teve um desempenho melhor do que a morfina no que diz respeito ao seu efeito sobre o PID (p<0,008), PI (p<0,033) e pontuação de alívio da dor (p<0,009) em todos os intervalos de tempo. A percentagem de episódios de dor disruptiva para os quais os doentes necessitaram de medicação adicional foi semelhante para ambas as formulações (2% e 1% para OTFC e morfina, respetivamente) (65).

Outro estudo, de pequena escala, comparou o OTFC com a morfina intravenosa. Os pormenores do estudo são apresentados nas Tabelas 3-6. A DIP aos 15 e 30 minutos diminuiu mais de cinquenta por cento em 38% e 75%, respetivamente, dos doentes tratados com OTFC e em 55% e 75% com morfina iv. Esta diferença foi significativa aos 15 minutos (p=0,013). Não se registou qualquer diferença significativa aos 30 minutos. O efeito sobre a DIP também foi significativamente melhor aos 15 minutos para a morfina (67).

FPNS

Um estudo cruzado, em dupla ocultação, duplo simulado, comparou a FPNS com o sulfato de morfina de libertação imediata (IRMS). Os pormenores do estudo estão resumidos nos Quadros 3-6. As pontuações PI na linha de base foram significativamente mais elevadas para FPNS (7,76) do que para IRMS (7,65), p<0,05. O endpoint primário foi a DIP aos 15 minutos: 3,0 vs 2,7, respetivamente, p<0,05). O PID permaneceu estatisticamente significativo em todos os pontos de tempo posteriores. Não foi observada qualquer diferença significativa no efeito sobre a DIP após 5 e 10 minutos. As diferenças médias no TOTPAR foram significativamente mais favoráveis para a FPNS a partir dos 15 minutos. Mais doentes atingiram uma pontuação de alívio da dor de 4 com FPNS (18%) do que com IRMS aos 45 e 60 minutos, mas a diferença aos 30 minutos não foi estatisticamente significativa (74).

Uma análise do estudo acima demonstrou que o TOTPAR >33% foi estatisticamente significativo e melhor para a FPNS do que para a IRMS (p<0,01). Também mostrou diferenças estatisticamente significativas na percentagem de episódios com alívio da dor clinicamente significativo (pontuações PID aos 10 minutos p<0,05) a favor de FPNS vs IRMS. A diferença entre os dois produtos nas medidas de resultados de eficácia diminui após 30 minutos, sugerindo que o efeito do IRMS é semelhante ao do FPNS após este período. As pontuações de aceitabilidade do doente foram significativamente melhores para FPNS do que para IRMS aos 30 e 60 minutos (77).

Um estudo comparativo aberto também demonstrou uma melhor eficácia da FPNS do que a morfina oral de libertação imediata (75).

Não estão disponíveis estudos comparativos com outros medicamentos activos para o comprimido sublingual, película solúvel bucal, comprimido bucal e spray nasal.

Estudos em dupla ocultação, controlados por placebo

Comprimido sublingual de desintegração oral

Foram efectuados dois estudos com a formulação sublingual, um estudo de fase II e um estudo de fase III. Os pormenores dos estudos estão resumidos nos quadros 3-6. Infelizmente, nem todos os estudos forneceram informações sobre a proporção de doentes que necessitaram de medicação de recurso.

Um estudo de fase II comparou uma dose única de 100, 200 e 400 mcg com um placebo, de forma aleatória e cruzada, em doentes com cancro tolerantes a opiáceos. O parâmetro de avaliação primário foi a DIP a partir da linha de base, utilizando uma VAS de 100 mm. A intensidade da dor foi registada na linha de base, 5, 10, 15, 20 e 30 minutos. Os parâmetros secundários foram a avaliação global do tratamento e a necessidade de medicação de recurso. Foi aleatorizado um total de 38 doentes. Destes, 27 receberam a medicação do estudo e 23 completaram o estudo. Registou-se uma melhoria global significativa do DIP durante todo o período em comparação com o placebo (8,6 mm, $p<0,0001$). Foi observada uma diferença significativa após 15 minutos. Não foi observada qualquer diferença significativa entre as doses de 100 e 200 mcg em comparação com o placebo. A avaliação global do tratamento foi classificada como excelente em 9 doentes que utilizaram a dose de 400 mcg vs 3 com placebo ($p=0,0146$) e menos doentes necessitaram de medicação de recurso: 5 vs 15, $p=0,001$ (78).

Um outro estudo de fase III que envolveu 136 doentes comparou a formulação sublingual com um placebo. Os doentes foram titulados num contexto aberto, seguido de uma fase de eficácia em dupla ocultação, com a duração de duas semanas, em que a dose titulada (7 episódios) foi comparada com o placebo (3 episódios). O fentanil sublingual foi associado a um efeito significativamente mais forte no SPID 0-30: 49,5 vs 36,6, p=0,0004) em comparação com o placebo. O mesmo aconteceu com o SPID 0-60: 143 vs 105, p=0,0002). O PID foi significativamente reduzido em todos os pontos de tempo de 10 a 60 minutos, p=0,0055 no grupo do fentanil sublingual. Observou-se uma maior redução do alívio da dor entre 10 e 60 minutos (p=0,049) com o fentanil em comparação com o placebo. Foi necessária medicação de resgate em 11% dos utilizadores de fentanil, em comparação com 27% com placebo (não foram fornecidas estatísticas), e as pontuações de avaliação global foram melhores para o fentanil: 3,1 vs 3,6, p=0,0006) (62).

Um estudo japonês de pequena escala também comparou a formulação sublingual com um placebo. Os doentes foram titulados durante três semanas num contexto de rótulo aberto, seguido de uma fase de eficácia em dupla ocultação, com uma duração máxima de três semanas, em que a dose titulada (6 episódios) foi comparada com o placebo (3 episódios). Este estudo utilizou uma VAS de 100 mm para estimar a DIP. O fentanil sublingual foi associado a um efeito estatisticamente significativo na DIP aos 30 e 60 minutos, ao passo que não foi observado qualquer efeito significativo aos 15 minutos. A avaliação global do alívio da dor foi classificada numa escala que variava entre 4 (nenhum alívio) e 0 (alívio total). O alívio da dor aos 30 e 60 minutos foi significativamente superior para a formulação sublingual (p<0,001) em comparação com o placebo (30 minutos: 2,0 vs 1,5, e 60 minutos: 1,4 vs 0,9) (63).

Comprimido sublingual (Recivit)

Um estudo de fase III comparou a formulação sublingual com um placebo. Os doentes foram titulados num contexto aberto, seguido de uma fase de eficácia cruzada e em dupla ocultação, na qual a dose titulada (6 episódios) foi comparada com o placebo (3 episódios). O fentanil sublingual foi associado a um efeito benéfico estatisticamente significativo no SPID aos 30 minutos, em comparação com o placebo (75 vs 53, p<0,0001). Este foi também o caso para as pontuações SPID, PID, PI e PR dos 6 aos 60 minutos. Aos 15 minutos, 58% dos episódios de fentanil sublingual registaram uma redução da dor de pelo menos 33%, em comparação com 38% no grupo placebo. Aos 30 minutos, estes valores eram de 72% e 51%, respetivamente, p<0,0001). Observou-se uma redução da dor de pelo menos

50% com o fentanil sublingual em 27% aos 15 minutos e 53% aos 30 minutos, e 19% e 36% para o placebo, respetivamente (valores de p 0,02 e 0,0004). Foi necessária medicação de resgate adicional para a dor disruptiva em 18% dos episódios tratados com fentanil sublingual, em comparação com 38% dos episódios tratados com placebo (p<0,0001) (65).

Formulação OTFC (OTFC)

Um estudo comparou o OTFC com um placebo. Os pormenores do estudo estão resumidos nas Tabelas 3-6. A análise da intenção de tratar mostrou que o OTFC produziu efeitos significativamente melhores na intensidade da dor e no alívio da dor do que o placebo em todos os intervalos de tempo avaliados (15, 30, 45 e 60 minutos). A necessidade de medicação de resgate adicional foi significativamente menor no grupo OTFC; 15% vs 34%, p<0,0001. A maioria dos doentes (80%) preferiu a OTFC em relação ao placebo (68).

Comprimido bucal

Três estudos compararam o comprimido bucal com um placebo. Os pormenores dos estudos estão resumidos nos Quadros 3-6.

Um estudo mostrou efeitos significativamente melhores do comprimido bucal do que o placebo nas pontuações SPID e TOTPAR aos 15, 30, 45 e 60 minutos (p<0,0001 para quase todos os pontos de tempo). O SPID aos 30 minutos (o endpoint primário) foi de 3,0 para o comprimido bucal vs 1,8 para o placebo (p<0,0001). Uma redução de 50% na pontuação da dor foi observada em 24% dos episódios com o comprimido bucal e em 16% com o placebo (p=0,0023). Foi necessária medicação suplementar em 23% dos episódios com o comprimido bucal e em 50% com o placebo. Este estudo não mostrou qualquer correlação entre a dose efectiva de fentanil e a dose de analgésico opióide de fundo (69).

O segundo estudo forneceu informações sobre os efeitos do comprimido bucal em dores de diferentes origens. Não se registaram diferenças claras entre os SPID para os pacientes com dores de origem nociceptiva, neuropática ou mista. O TOTPAR foi significativamente melhor nos episódios tratados com medicação ativa. Aos 30 minutos, uma redução da intensidade da dor de pelo menos 50% foi obtida em 38% para o comprimido bucal contra 15% nos episódios com placebo (70).

O terceiro estudo foi efectuado em indivíduos japoneses. A DIP foi significativamente melhor para o produto fentanil bucal em comparação com o placebo a partir dos 30 minutos, mas não se registou qualquer diferença significativa nas avaliações anteriores, aos 15 minutos (71).

Película bucal

Um estudo comparou a película bucal com um placebo. Os pormenores do estudo estão resumidos nos quadros 3-6. O endpoint primário foi o SPID aos 30 minutos. A película bucal obteve uma pontuação significativamente melhor do que o placebo no parâmetro primário (p<0,004). Também foi observada significância estatística com o SPID para a película bucal em vez do placebo aos 15, 45 e 60 minutos (intervalo de valores de p <0,001 a <0,05). Os valores de PID para a película bucal foram superiores aos do placebo, com significância estatística a partir dos 30 minutos (p<0,05 aos 30 minutos, p<0,01 aos 45 minutos e p,0,001 aos 60 minutos). A percentagem de doentes com uma diminuição de mais de 50% da PI foi significativamente menor aos 30, 45 e 60 minutos, mas não aos 15 minutos. Não foi fornecida qualquer informação relativa à utilização de medicação de recurso, embora os resultados globais de satisfação tenham mostrado uma preferência significativa pela película bucal em relação ao placebo (72).

Spray nasal

Um estudo comparou o spray nasal com um placebo. Os pormenores do estudo estão resumidos nos quadros 3-6. O objetivo primário foi a DIP aos 10 minutos. Verificou-se uma menor DIP aos 10 minutos para a dose de 50 mcg (DIP 2,0), em comparação com as doses de 100 mcg (DIP 2,7) e 200 mcg (DIP 2,6). Em comparação, o placebo resultou num PID de 1,3 aos 10 minutos (p<0,001). A diferença entre a dose de 50 mcg e as doses superiores manteve-se até aos 60 minutos. O mesmo efeito foi observado para o SPID de 0-60 minutos. Foi observada uma redução da PI >33% aos 10 minutos em 58% das pessoas tratadas com o spray nasal em comparação com 28% tratadas com o placebo. Foi utilizada medicação de emergência em 14% dos episódios tratados com a pulverização nasal, em comparação com 45% para o placebo (73). Um outro estudo identificado foi excluído porque foram incluídos menos de 20 doentes por braço de tratamento (79).

FPNS

Um estudo comparou o fentanil FPNS com um placebo. Os pormenores do estudo estão resumidos nas Tabelas 3-6. O parâmetro de avaliação primário foi o SPID aos 30 minutos, que foi significativamente favorável ao FPNS (as pontuações SPID aos 30 minutos foram de 6,6 para o FPNS e 4,5 para o placebo, respetivamente, p<0,0001). Aos 10 e 15 minutos, uma proporção significativamente maior de doentes tinha mostrado uma redução de pelo menos um ponto nas pontuações PI com o FPNS versus o placebo (p<0,01). Um maior número de episódios tratados com placebo necessitou de medicação de resgate adicional em comparação com os episódios tratados com FPNS (76). A aceitabilidade dos doentes também foi melhor com o spray nasal (80).

Estudos não comparativos

Os estudos não comparativos ou os estudos que comparam diferentes regimes de dosagem da mesma formulação não estão incluídos nesta análise, mas foram tomados em consideração para o julgamento da segurança, quando aplicável. Este foi o caso dos estudos: 81-93.

O número de estudos comparativos é decepcionantemente pequeno, o que torna difícil avaliar a eficácia relativa das diferentes formulações de fentanil. Apenas foi efectuado um estudo aleatório aberto: entre o OTFC e o spray nasal. Neste estudo, patrocinado pelo fabricante do spray nasal, este último fármaco foi mais eficaz do que a formulação OTFC (60). No entanto, é necessário um segundo estudo comparativo antes de se poder fazer uma diferenciação na pontuação. As outras formulações só foram comparadas com placebo e não entre si. Os resultados destes estudos não podem ser comparados diretamente, devido a diferenças nos parâmetros aplicados, na população de doentes, nas dosagens, na fração de doentes com dor neuropática, na resposta ao placebo e na intensidade da dor de base (ver Tabelas). Os critérios para determinar a dosagem bem sucedida durante a fase de titulação foram diferentes na maioria dos estudos, o que também pode afetar os resultados. O tempo antes de os participantes do estudo terem direito a medicação de resgate adicional variou entre 10 e 60 minutos, o que também pode influenciar a eficácia.

Apenas um estudo (ref. 72) foi efectuado com a película bucal. Os efeitos aos 15 minutos e 30 minutos parecem ser menos favoráveis do que com as outras formulações. Este facto pode estar relacionado com uma absorção relativamente lenta, com um tmax de até 2 horas. A eficácia da película bucal é classificada com 60%. A todas as outras formulações é atribuído 70%.

Na ausência de estudos comparativos, Zeppetella efectuou uma meta-análise em rede, comparando as diferentes formulações de fentanilo. No entanto, devido à conceção deste estudo, poderá ser difícil tirar conclusões definitivas deste trabalho (84).

Efeitos secundários

A incidência e a gravidade dos efeitos secundários é um critério de seleção importante. Quanto menor for a incidência e a gravidade dos acontecimentos adversos observados relacionados com os medicamentos, maior será a pontuação.

Resultados

Os estudos comparativos fornecem informações limitadas sobre a tolerabilidade e a segurança das formulações. Em muitos casos, não é feita qualquer distinção entre os acontecimentos adversos em ambos os braços de tratamento e nem sempre é possível avaliar se os acontecimentos adversos se devem à medicação em estudo ou à doença ou aos opiáceos de manutenção.

Todos os estudos foram efectuados a uma escala demasiado pequena e com uma duração demasiado curta para se poderem fazer afirmações sólidas sobre a segurança das formulações.

OTFC vs spray nasal

Um estudo aberto comparou o OTFC em comprimidos e o spray nasal em doentes com dor oncológica disruptiva. A incidência total de acontecimentos adversos foi de 35% para o OTFC e de 46% para o spray nasal, não tendo sido fornecidas estatísticas para determinar se se tratava de uma diferença significativa. Os acontecimentos adversos possivelmente ou definitivamente relacionados com o tratamento foram observados em 19% dos doentes com o OFTC e em 12% com o spray nasal. Os acontecimentos adversos graves foram observados em 14% dos doentes com o spray nasal e em 8% com o OFTC. Nenhum destes acontecimentos adversos graves foi considerado como estando relacionado com o tratamento. Os acontecimentos adversos mais comuns para as formulações OTFC e spray foram náuseas, vómitos, obstipação, diarreia, tonturas, astenia, infeção do trato urinário e pirexia, com resultados muito semelhantes para ambas as formulações (60).

Comprimido sublingual de desintegração oral

Um estudo de fase III comparou a formulação sublingual com um placebo. Os doentes foram titulados num contexto de rótulo aberto, seguido de uma fase de eficácia em dupla ocultação, com a duração de duas semanas, em que a dose titulada foi comparada com placebo num estudo cruzado, seguido de um estudo de segurança de 12 meses, utilizando fentanilo sublingual de rótulo aberto. A Tabela 6 apresenta uma visão geral dos efeitos adversos da formulação sublingual . Os efeitos secundários mais frequentes foram náuseas, vómitos, dores de cabeça e sonolência. Durante o período de estudo, 31% dos doentes sofreram efeitos secundários que foram considerados possivelmente ou provavelmente relacionados com o tratamento. 18% dos doentes registaram efeitos adversos graves, mas apenas 1% foi considerado como estando relacionado com o tratamento (62).

Um estudo não comparativo de fase IV incluiu 217 doentes com dor oncológica disruptiva durante um período de observação de 28 dias. Trinta e três doentes (15%) registaram pelo menos um acontecimento adverso durante o período de observação. Doze doentes (5,5%) registaram acontecimentos adversos que foram considerados relacionados com o tratamento. Os acontecimentos mais frequentes foram náuseas, fadiga, tonturas e vómitos (81). Outro estudo de fase não comparativa investigou a segurança durante um período máximo de 12 meses. Dos 139 doentes que receberam pelo menos uma dose da medicação do estudo, 84% sofreram pelo menos um acontecimento adverso, sendo os acontecimentos adversos mais frequentes náuseas (23%), fadiga (15%) e vómitos (13%). 35% dos eventos adversos relatados foram considerados como possível ou provavelmente relacionados com a medicação do estudo. Dos 33% de acontecimentos adversos graves notificados, nenhum foi considerado relacionado com a medicação em estudo. A incidência de desistência devido a acontecimentos adversos foi de 27% (82).

Comprimido sublingual

Num estudo, foram notificados 77 acontecimentos adversos emergentes do tratamento (EAET), mas apenas 40 (52%) foram considerados diretamente relacionados com o tratamento em estudo. A maioria foi considerada de gravidade ligeira a moderada. Os EAET mais comuns eram típicos da administração de opióides e incluíam vómitos (5,5%), náuseas (4,4%), diarreia (3,3%), boca seca (3,3%) e sonolência (2,2%) (65).

OTFC

A Tabela 6 apresenta uma visão geral dos acontecimentos adversos com OTFC em estudos clínicos. Os eventos adversos mais comuns foram tonturas, náuseas, vómitos, obstipação e sonolência (66-68). Apenas o estudo comparativo entre o OTFC e a morfina intravenosa forneceu especificações dos eventos adversos em cada braço de tratamento, mas concluiu que os eventos adversos devidos ao tratamento eram indistinguíveis dos resultantes da analgesia opióide de fundo (67). Um estudo comparou dois regimes de titulação de OTFC, começando com doses de 200 mcg ou 400 mcg. Os efeitos secundários observados neste estudo foram considerados como "possivelmente", "provavelmente" ou "quase de certeza" relacionados com a medicação em estudo e incluíram sonolência (28%), tonturas (14%), náuseas (10%) e cefaleias (5%). Após a titulação da dose e a estabilização da dose, a incidência destes acontecimentos adversos diminuiu para cerca de metade (83).

A segurança a longo prazo do OTFC foi investigada em dois estudos. Um número total de mais de 38.000 episódios de dor disruptiva foi incluído num estudo. A duração média do tratamento foi de 91 dias (intervalo de 1 a 423 dias). Os acontecimentos adversos que foram considerados relacionados com a medicação do estudo incluíram: sonolência (9%), obstipação (8%), náuseas (8%), tonturas (8%) e vómitos (5%). Quatro por cento dos doentes desistiram do estudo devido a efeitos secundários (84). Outro estudo investigou a OTFC durante um período máximo de 6 meses. Na fase inicial, as náuseas (relatadas por 14% dos doentes) foram o efeito secundário mais frequente, seguidas de estomatite, vómitos e tonturas (7% cada). Dez por cento dos doentes abandonaram o tratamento devido aos efeitos secundários. Foram registados efeitos adversos semelhantes no estudo a longo prazo, até 6 meses, mas o número de notificações foi muito baixo (85).

Comprimido bucal

Dois estudos controlados por placebo não fizeram distinção entre episódios activos ou tratados com placebo no que respeita a acontecimentos adversos. A incidência de acontecimentos adversos é apresentada na Tabela 6. Foi observada dor de cabeça em ambos os estudos: 15% e 6%, respetivamente. Foram observadas reacções locais no local de aplicação em 2% e 10% dos doentes (69, 70).

Um estudo forneceu informações sobre a tolerabilidade do comprimido bucal numa população relativamente grande de 232 doentes. Os acontecimentos adversos mais frequentes foram: náuseas: 37%, vómitos: 22%, tonturas: 20%, fadiga: 16%, obstipação: 14%, anemia: 14%, dor de cabeça: 14%, sonolência: 13%, edema periférico: 13%, dor abdominal: 11%, desidratação: 11%, anorexia, depressão e diarreia: 10% cada. A terapêutica foi interrompida por 33% dos participantes do estudo devido a acontecimentos adversos, mas apenas 31% destas desistências estavam relacionadas com a medicação do estudo. Os restantes 69% das desistências foram atribuídas a efeitos adversos associados à doença subjacente dos doentes. A maioria das desistências ocorreu durante a fase de manutenção e não durante a fase de titulação (88).

Um estudo farmacocinético, realizado em participantes saudáveis e sem opiáceos, também forneceu informações sobre a tolerabilidade do comprimido bucal nas doses de 600-1300 mcg. Cada dose foi utilizada em cerca de 100 doentes. Não houve uma relação clara entre a dose e os acontecimentos adversos, embora as tendências tenham mostrado que, em geral, foram comunicados menos acontecimentos adversos com as doses de 600 e 1000 mcg (30% e 27% dos doentes que receberam cada dose, respetivamente), do que com as doses de 1200 e 1300 mcg (43% e 37%, respetivamente). Não foram fornecidas estatísticas. As tonturas foram registadas com maior frequência nas doses mais elevadas (7-11%) do que na dose de 600 mcg (1%) (42). A relevância deste estudo é limitada porque foi efectuado em indivíduos saudáveis.

Um estudo investigou a segurança a longo prazo (18 meses) do comprimido bucal na dor não oncológica. Durante o tratamento de manutenção numa grande coorte (n=646), 11% dos doentes desistiram devido a acontecimentos adversos. Outras razões para a descontinuação foram a retirada do consentimento (11%) e o incumprimento (9%). Os acontecimentos adversos observados foram típicos dos opióides: náuseas (17%), dores nas costas (15%), vómitos (12%), dores de cabeça (11%) e obstipação (9%) (95).

Película bucal

Num estudo, os EAE levaram à interrupção da terapêutica em 14% dos participantes no estudo. Os acontecimentos adversos mais comuns que levaram à interrupção da terapêutica foram as náuseas e os vómitos. Os acontecimentos adversos relacionados com o medicamento foram observados em 25% dos doentes (72).

Spray nasal

Um estudo controlado por placebo não distinguiu entre episódios activos ou tratados com placebo no que respeita a acontecimentos adversos. A incidência de acontecimentos adversos é apresentada na Tabela 7. Pelo menos um acontecimento adverso relacionado com o tratamento foi registado em 4,6% dos participantes no estudo. A maioria dos outros acontecimentos adversos foi considerada não relacionada com o tratamento medicamentoso. Os acontecimentos adversos resultantes do tratamento do estudo foram náuseas, vómitos e obstipação (73).

FPNS

Um estudo comparou o FPNS com o sulfato de morfina de libertação imediata. A incidência de eventos adversos é apresentada na Tabela 7. O padrão de acontecimentos adversos foi semelhante em ambos os grupos, mas a incidência global de acontecimentos adversos foi mais elevada no grupo FPNS. Observou-se um maior número de acontecimentos adversos relacionados com o tratamento com as doses mais elevadas de FPNS, em comparação com as doses mais baixas. Os eventos adversos mais comuns relatados foram sonolência, vómitos, desidratação e náuseas, e a maioria dos eventos adversos graves não foram considerados como relacionados com o medicamento em estudo. Não foi fornecida informação estatística no artigo (74).

Um estudo comparou o FPNS com um placebo e incluiu a incidência de acontecimentos adversos no braço do estudo que recebeu o placebo. Os eventos adversos foram observados em 51% dos pacientes com o spray nasal versus apenas 5% com o placebo. A maioria dos eventos adversos foi de gravidade ligeira ou moderada, e o aumento da dose não aumentou a frequência nem a gravidade. A incidência de eventos adversos é mostrada na Tabela 7.

A pulverização nasal de pectina foi bem tolerada num estudo alemão numa população de 225 indivíduos com dor disruptiva no cancro (96).

Um outro estudo investigou a segurança a médio prazo (16 semanas) da FPNS. Durante o tratamento de manutenção numa grande coorte (n=356, dos quais 110 completaram o período de 16 semanas), foram observados acontecimentos adversos em 25% dos doentes. Estes foram notificados como sendo de gravidade ligeira a moderada, e incluíram mais frequentemente tonturas (5,2%), vómitos (3,7%), obstipação e sonolência (ambos 3,5%). O número de doentes que notificaram um acontecimento adverso foi mais elevado após a administração da dose de 800 microgramas (20,1%) em comparação com doses inferiores (11,2%, 9,5% e 13,4% com doses de 100, 200 e 400 microgramas, respetivamente) (90).

O número de estudos comparativos é decepcionantemente limitado, o que torna difícil avaliar a segurança relativa e a tolerabilidade das diferentes formulações de fentanil. Foi realizado apenas um estudo aleatório aberto: entre o OTFC e o spray nasal. Neste estudo, patrocinado pelo fabricante do spray nasal, não foi observada qualquer diferença na incidência de efeitos secundários (60). As outras formulações só foram comparadas com placebo e não entre si, mas os eventos adversos parecem ser bastante semelhantes para todas as formulações.

Todas as formulações recebem 60%.

Frequência da dosagem/facilidade de administração

Todas as formulações podem ser administradas até quatro vezes por dia. Se for necessária uma administração mais frequente, é necessário ajustar as doses de manutenção ou selecionar os opióides. Não existem diferenças entre as formulações de fentanilo a este respeito.

O número de dosagens por evento de rutura é de uma ou duas para cada formulação. Mais uma vez, não existem diferenças entre as formulações neste aspeto. No entanto, este é o caso num número limitado de doentes e foi classificado em Formulações. Um estudo comparou a formulação OTFC e o spray nasal em doentes com dor oncológica disruptiva e considerou a facilidade de utilização e a preferência dos doentes como parte dos seus resultados. Foi observada uma diferença acentuada na preferência dos doentes, com mais de 60% dos doentes a considerarem a formulação nasal muito fácil de utilizar, em comparação com 11% para a formulação OTFC. Uma descrição de muito fácil ou fácil de utilizar foi dada por 90% dos doentes para o spray nasal e 40% para a formulação OTFC (60). É de recordar que o estudo foi patrocinado pelo fabricante do spray nasal. A informação e o aconselhamento dos doentes são factores-chave na opinião de um doente relativamente à facilidade de utilização, e estes procedimentos não foram descritos em pormenor neste estudo. Os resultados deste estudo teriam de ser confirmados noutros estudos independentes antes de se poderem tirar conclusões.

As diferenças na aplicação do OTFC podem, no entanto, afetar a sua eficácia. A absorção pode ser reduzida em doentes com boca seca e pode ser problemático aplicar o produto durante 15 minutos ou mais. Uma aplicação mais curta pode afetar a eficácia e a segurança, uma vez que uma maior quantidade do produto pode ser engolida em vez de ser absorvida através da mucosa oral.

O spray nasal deve ser utilizado numa posição vertical, o que normalmente não constitui um grande problema para os doentes acamados. Em caso de rinite, o nariz deve ser esvaziado imediatamente antes da utilização do spray.

Não existem estudos sobre a aceitação dos comprimidos bucais. No entanto, dois dos autores do presente artigo que prescreveram comprimidos por via bucal a doentes referem que uma proporção significativa dos doentes sente um sabor desagradável e problemas em manter o comprimido na boca durante um período mais longo. Embora não esteja documentado em nenhum estudo, este facto é tido em conta quando se consideram as pontuações. . As formulações bucais têm uma pontuação 15% mais baixa.

Encontrámos um estudo relevante que estudou aspectos práticos das várias formulações de fentanil na dor disruptiva. O estudo não foi patrocinado por nenhuma empresa. Os investigadores estudaram formulações placebo (fornecidas pelos fabricantes) de um comprimido sublingual de desintegração oral, de um comprimido bucal e de um spray nasal, que foram comparadas com a medicação que os 30 doentes com cancro estavam efetivamente a utilizar (solução oral ou comprimidos de morfina (22) ou oxicodona (7). Um doente estava a receber morfina por via subcutânea). As formulações foram avaliadas em termos de acessibilidade (facilidade de acesso à dose a partir do recipiente), de administração, de palatabilidade (com base no gosto e noutras sensações), de satisfação global (eficácia e tolerabilidade; estudos para apenas a medicação habitual, pois as outras formulações foram fornecidas como placebo) e de impressão global (98). Relativamente à acessibilidade, não foram observadas diferenças entre o comprimido sublingual desintegrante e o comprimido bucal, mas ambas as formulações foram consideradas significativamente melhores do que o spray nasal. Relativamente à facilidade de administração, o comprimido sublingual desintegrante teve um desempenho significativamente melhor do que o comprimido bucal (p=0,04), mas a diferença em relação ao spray nasal foi apenas estatisticamente significativa (p=0,05). Especialmente a dissolução mais rápida do comprimido sublingual foi considerada vantajosa. O comprimido sublingual também teve um desempenho melhor do que as outras formulações no que respeita à palatabilidade (p<0,01). É de notar que foram utilizadas formulações placebo e, por conseguinte, os resultados não são, por definição, igualmente válidos para as formulações de fentanilo. Isto resultou numa melhor aceitabilidade global para o placebo do comprimido sublingual em comparação com o comprimido bucal (p<0,01) e o spray nasal (p=0,04) (98), o que está em conformidade com os resultados da pontuação SOJA.

Um dos autores comentou que a abertura da embalagem original do FPNS é difícil para muitos doentes e que as formulações sublinguais são muito pequenas e difíceis de manusear por doentes com artrose ou tremor nas mãos.

O comprimido sublingual (Recivit) deve ser mantido sob a língua durante 30 minutos. O fentanilo no comprimido sublingual não está incorporado em todo o comprimido, mas na camada exterior, permitindo uma rápida dissolução do fentanilo, enquanto o núcleo neutro se dissolve mais lentamente (99). Embora esta formulação tenha sido introduzida muito recentemente e não existam dados relativos a doentes, o mesmo argumento é válido para o comprimido bucal, sendo a pontuação desta formulação 25% inferior.

A pontuação é a seguinte:

Formulation	Trade name	Score
Sublingual	Abstral	100%
Sublingual	Recivit	75%
Oromucosal	Actiq	60%
Buccal tablet	Effentora	85%
Buccal film	Breakyl	85%
Nasal spray	Instanyl	100%
Nasal spray	Pecfent	100%

Documentação

A pontuação para este critério foi dividida em 4 subcritérios.

Os dois primeiros subcritérios são indicativos da documentação clínica global dos medicamentos em estudos clínicos controlados e aleatorizados. Um grande número de estudos clínicos e um grande número de doentes incluídos nesses estudos proporcionam confiança na eficácia clínica e na segurança deste medicamento na população estudada. O terceiro e o quarto critérios são indicativos da experiência clínica global com o medicamento. Estes subcritérios podem introduzir um enviesamento a favor dos medicamentos mais antigos. . A segurança de um medicamento recentemente introduzido não pode ser garantida, uma vez que existe um número limitado de estudos clínicos e um número relativamente pequeno de doentes. Os doentes com maior risco de acontecimentos adversos (por exemplo, os doentes com insuficiência renal) são geralmente excluídos dos ensaios. Tanto o número de doentes que foram tratados a nível mundial como o período em que um determinado medicamento esteve disponível são importantes, uma vez que pode demorar algum tempo até ocorrerem reacções adversas.

1. Número de estudos comparativos

O número de estudos clínicos comparativos aleatórios com formulações de fentanilo de ação rápida é um determinante importante da documentação clínica.

Para cada estudo comparativo em dupla ocultação, foram atribuídos 5% da ponderação relativa a este subcritério. Uma formulação recebe 100% quando estão disponíveis 20 estudos.

2. Número de pacientes nestes estudos

Para além do número de estudos clínicos, o número de doentes que foram tratados com o medicamento em questão também deve ser tido em consideração.

Foi atribuído 1% da ponderação relativa para este subcritério por cada 10 doentes incluídos em estudos comparativos em dupla ocultação. Uma formulação recebe 100% quando mais de 1.000 pacientes são incluídos.

3. Número de anos de comercialização

O número de anos que um produto foi comercializado em qualquer país do mundo fornece informações sobre a experiência clínica com o medicamento. Se um produto estiver no mercado há mais de 10 anos, é muito improvável que sejam observadas reacções adversas graves que não tenham sido observadas nos primeiros 10 anos após a sua introdução.

Foram atribuídos 10% da ponderação relativa a este subcritério por cada ano em que o produto esteve disponível no mercado.

4. Número de doentes-dia em todo o mundo

Para além do número de anos que um produto está no mercado, o número de dias de experiência dos doentes com o medicamento também desempenha um papel importante.

Foi atribuído 1% da ponderação relativa deste subcritério por cada milhão de doentes-dia em todo o mundo.

Formulation	Trade name	Number of studies	Number of patients	Number of years on the market	Patient days experience	Ref	Score
Sublingual	Abstral	4	180	>10	>100	62-64	60%
Sublingual	Recivit	1	76	>10	>100	65	53%
Oromucosal	Actiq	4	296	>10	>100	60, 66-68	62%
Buccal tablet	Effentora	3	237	>10	>100	5 69, 70	60%
Buccal film	Breakyl	1	82	>10	>100	72	53%
Nasal spray	Instanyl	3	235	>10	>100	60, 61, 73	60%
Nasal spray	PecFent	4	283	>10	>100	61, 74-76	62%

Resultados

A documentação das várias formulações é resumida a seguir:

O número de doentes avaliáveis no estudo 78 (23 doentes) foi demasiado baixo para incluir este estudo na avaliação da documentação.

Existe uma vasta experiência clínica com a molécula fentanilo. É altamente improvável que novos eventos adversos graves sejam relatados usando as formulações incluídas nesta análise. Por conseguinte, foi atribuída a todas as formulações a pontuação total relativa aos anos de comercialização e à experiência em termos de dias de utilização pelos doentes.

Pontuação e classificação

Quadro 8

		Strengths	Bio av	Inter	Efficacy	Side	Ease of use	Docu	Total
RWF		60	50	50	350	150	140	200	1000
Formulation	Trade name								
Sublingual	Abstral	60	34	404	245	90	140	120	729
Sublingual	Recivit	54	33	40	245	90	105	106	673
Oromucosal	Actiq	48	26	40	245	90	84	125	658
Buccal tablet	Effentora	54	30	40	245	90	119	120	698
Buccal film	Breakyl	48	34	40	210	90	119	106	647
Nasal spray	Instanyl	42	33	40	245	90	140	120	710
Nasal spray	PecFent	36	30	40	245	90	140	124	705

Discussão

A avaliação dos critérios no método SOJA é altamente padronizada, a fim de promover um julgamento imparcial dos medicamentos de várias categorias farmacológicas com base em critérios clinicamente relevantes. Naturalmente, existe um debate potencial sobre o sistema de pontuação correto em relação a cada critério e as decisões individuais são altamente subjectivas. Este é o caso de qualquer método utilizado para quantificar as propriedades dos fármacos. O método SOJA pretende ser uma ferramenta para a tomada racional de decisões sobre medicamentos, permitindo que os clínicos e farmacêuticos incluam todos os aspectos relevantes de um determinado grupo de medicamentos, impedindo assim que decisões sobre fórmulas se baseiem em apenas um ou dois critérios. Para além disso, possíveis "critérios ocultos" (como o interesse financeiro pessoal) são excluídos do processo de tomada de decisão. O resultado deste estudo deve ser visto como a base para as discussões no seio dos comités de formulários e não como a verdade absoluta.

O custo de aquisição não foi incluído como um critério de seleção para tornar a pontuação aplicável internacionalmente. A presente matriz pode ser utilizada como uma ferramenta de pré-seleção das formulações mais adequadas do ponto de vista da qualidade. Uma vez que os preços podem variar consoante as instituições e os sistemas de saúde, os procedimentos de aquisição individuais devem conduzir a uma seleção das melhores formulações.

Existe alguma sobreposição entre os critérios de seleção aplicados. O número de formulações disponíveis está relacionado com a frequência de dosagem. Se estiverem disponíveis menos formulações, pode ser necessário aplicar duas dosagens em vez de uma. Por outro lado, um grande número de dosagens permite pequenos aumentos de dose em vez de duplicar a dose, porque existem poucas dosagens disponíveis. Isto pode também reduzir os custos (ou talvez os efeitos secundários) durante o período de titulação. Este facto foi tido em conta no critério das formulações disponíveis e não no custo de aquisição.

O início da ação é um critério de seleção relevante. No entanto, não o incluímos no conjunto de critérios, porque não havia dados comparativos diretos suficientes para fazer uma boa estimativa da taxa de ação das várias formulações de fentanilo. Por este motivo, optámos pela variabilidade da taxa de absorção como critério farmacocinético.

Existem poucas provas de que as formulações de fentanilo actuam mais rapidamente do que a morfina ou a oxicodona de libertação imediata. A sua farmacocinética é obviamente mais favorável, mas existem apenas três estudos que compararam uma formulação de fentanilo com a morfina IR. Um estudo comparou a OTFC com a morfina oral e verificou-se uma eficácia clínica (ligeiramente, mas significativamente) melhor para a OTFC em todos os pontos temporais entre 15 e 60 minutos (66). Outro estudo comparou o FPNS com a morfina. O spray nasal teve um melhor desempenho do que a morfina aos 15 minutos ou mais tarde, mas as diferenças absolutas foram limitadas (0,2 a 0,5 pontos de diferença no PID) (74). Em ambos os estudos, todos os doentes entraram numa fase de titulação com fentanil antes do início do estudo. Apenas os doentes que apresentaram uma titulação bem sucedida com fentanil entraram no estudo, o que poderia levar a um viés de seleção em comparação com a morfina. O comprimido sublingual foi mais eficaz do que a morfina de libertação imediata num estudo de pequena escala (64). Neste estudo, a morfina foi utilizada na fase de titulação dos doentes aleatorizados para morfina. No entanto, a OTFC foi menos eficaz do que a morfina intravenosa (67). Uma meta-análise concluiu que as formulações de fentanil mostraram uma melhor eficácia clínica do que o placebo, enquanto a morfina não demonstrou superioridade em relação ao placebo (100).

A dor disruptiva do cancro é uma síndrome heterogénea que merece uma análise minuciosa por parte do médico. Requer uma educação e apoio contínuos do doente sobre como lidar com os vários tipos e caraterísticas da dor disruptiva, utilizando tratamentos farmacológicos e não farmacológicos. Muitos dos estudos referidos neste manuscrito não especificam em pormenor o tipo e as caraterísticas da dor disruptiva e não são investigadas as correlações entre a dor disruptiva e a resposta ou não resposta aos medicamentos investigados. Para além disso, vários destes estudos apresentam resultados diferentes.

A intensidade dos episódios de dor disruptiva pode alterar-se com o tempo, o que complica o tratamento ideal. A diretriz da EONS recentemente publicada sobre a dor disruptiva no cancro refere que as formulações de fentanilo de ação rápida têm muitas vantagens que se adequam ao perfil da dor disruptiva imprevisível no cancro. Os opiáceos orais de libertação imediata podem ser utilizados em situações de dor disruptiva previsível, como lavar ou mudar de roupa (95). Deve ter-se em conta que a enorme diversidade da dor disruptiva afecta a escolha do "medicamento ideal".

O custo de aquisição de todas as formulações de fentanilo incluídas nesta análise é relativamente elevado, especialmente em comparação com a morfina ou a oxicodona de libertação imediata, que são frequentemente utilizadas no tratamento da dor disruptiva. Este facto deve ser tido em consideração antes de selecionar uma formulação de fentanilo. A grande diferença de custo foi a principal razão para o Instituto Nacional de Excelência em Cuidados do Reino Unido (NICE) recomendar a morfina de libertação imediata como primeira escolha para o tratamento da dor disruptiva, em vez de produtos de fentanilo de ação rápida (8).

Verificam-se algumas diferenças interessantes na pontuação entre as formulações. Naturalmente, a presente pontuação baseia-se nos pesos atribuídos pelos autores. A essência do método SOJA é que os utilizadores do método podem atribuir o seu próprio peso relativo a cada critério de seleção. Este programa interativo está disponível na Internet: www.tabletsojaonline.nl. Outros pesos relativos afectarão, naturalmente, as pontuações relativas das formulações. Com quase nenhum estudo comparativo disponível, não é possível avaliar de forma fiável as formulações nos critérios de seleção mais importantes, a eficácia clínica e a segurança .

Tendo em conta estas limitações, as formulações sublinguais apresentam pontuações mais elevadas do que as outras formulações. Uma vez que não foram realizados estudos independentes sobre a preferência dos doentes por todas as formulações disponíveis, existe uma clara necessidade de envolver os doentes no processo de seleção das formulações de fentanilo de ação imediata. A educação dos doentes relativamente à heterogeneidade da dor disruptiva é essencial. A preferência do doente relativamente às várias formulações disponíveis é altamente relevante, tendo também em consideração a situação específica do doente (constipação comum e spray nasal, bem como boca seca ou estomatite para as formulações bucal e sublingual). Não existem estudos independentes que investiguem a preferência dos doentes por todas as formulações. Os doentes devem estar bem informados sobre os prós e os contras das várias formulações. Uma vez que não existem diferenças conhecidas em termos de eficácia clínica ou segurança, a preferência dos doentes deve ser um critério de seleção muito importante. A formulação OTFC parece ser menos amigável para os doentes do que as outras formulações, mas este facto deve ser verificado em mais estudos comparativos (e independentes). É duvidoso que tais estudos venham a ser efectuados.

CAPÍTULO 4

Literatura

1 Goudas LC, Bloch R, Gialeli-Goudas M et al. The epidemiology of cancer pain. Cancer Invest 2005;23:182-90.

2 Stromgren AS, Sjogren P, Goldschmidt D, et al. Prioridade dos sintomas e evolução da sintomatologia em cuidados paliativos especializados. J Pain Symptom Manage 2006;31:199-206.

3 van den Beuken-van Everdingen MH, de Rijke JM, Kessels AG et al. Prevalência da dor em doentes com cancro: uma revisão sistemática dos últimos 40 anos. Ann Oncol 2007;18:1437-49.

4 Caraceni A, Hanks G, Kaasa S et al. European Palliative Care Research Collaborative (EPCRC); European Association for Palliative Care (EAPC). Utilização de analgésicos opiáceos no tratamento da dor oncológica: recomendações baseadas em provas da EAPC. Lancet Oncol 2012;13:e58-68.

5 Portenoy RK, Hagen NA. Breakthrough pain: definição, prevalência e caraterísticas. Pain 1990;41:273-81.

6 Haugen DF, Hjermstad MJ, Hagen N et al. European Palliative Care Research Collaborative (EPCRC). Assessment and classification of cancer breakthrough pain: a systematic literature review (Avaliação e classificação da dor disruptiva do cancro: uma revisão sistemática da literatura). Pain 2010;149:476-82.

7 Davies AN, Dickman A, Reid C et al. The management of cancer-related breakthrough pain: recommendations of a task group of the Science Committee of the Association for Palliative Medicine of Great Grã-Bretanha e Irlanda. Eur J Pain 2009;13:331-8.

8 Instituto Nacional de Excelência Clínica. Diretriz clínica Opióides em cuidados paliativos: prescrição segura e eficaz de opióides fortes para a dor em cuidados paliativos de adultos. maio de 2012.

9 Davies A, Buchanan A, Zeppetella G et al. Breakthrough cancer pain: an observational study of 1000 European oncology patients. J Pain Symptom Manage 2013;46:619-28.

10 Deandrea S, Corli O, Consonni D et al. Prevalência da dor oncológica disruptiva: uma revisão sistemática e uma análise conjunta da literatura

publicada. J Pain Symptom Manage 2014;47:57-76.

11 Zeppetella G, O'Doherty CA, Collins S. Prevalência e caraterísticas de breakthrough pain em doentes com cancro internados num hospício. J Pain Symptom Manage 2000;20:87-92

12 Davies A, Buchanan A, Zeppetella G et al. Breakthrough cancer pain: an observational study of 1000 European oncology patients. J Pain Symptom Manage 2013 Nov;46:619-28.

13 Caraceni A, Martini C, Zecca E et al. Caraterísticas e síndromes da dor disruptiva em doentes com dor oncológica. Um inquérito internacional. Palliat Med 2004;18:177-83.

14 Elsner F, Zeppetella G, Porta-Sales J et al. Produtos transmucosos de fentanilo de nova geração para a dor disruptiva em doentes com cancro tolerantes a opiáceos. Clin Drug Invest 2011;31:605-18.

15 Janknegt R, Steenhoek A. O Sistema de Análise de Julgamento Objetivado. Uma ferramenta para a seleção racional de medicamentos para fins de formulação. Drugs 1997;53:550-62.

16 Resumo das caraterísticas do medicamento Abstral. https://www.medicines.org.uk/emc/medicine/21371

(acedido em 4 de outubro de 2016)

17 Resumo das caraterísticas do medicamento Recivit. https://www.medicines.org.uk/emc/medicine/28821

(acedido em 4 de outubro de 2016)

18 Resumo das caraterísticas do medicamento Actiq. https://www.medicines.org.uk/emc/medicine/30547

(acedido em 4 de outubro de 2016)

19 Resumo das caraterísticas do medicamento Effentora. https://www.medicines.org.uk/emc/medicine/28907

(acedido em 4 de outubro de 2016)

20 Resumo das caraterísticas do medicamento Breakyl. https://www.medicines.org.uk/emc/medicine/28361

(acedido em 4 de outubro de 2016)

21 Resumo das caraterísticas do medicamento Instanyl. https://www.medicines.org.uk/emc/medicine/22242

(acedido em 4 de outubro de 2016)

22 Resumo das caraterísticas do medicamento PecFent. https://www.medicines.org.uk/emc/medicine/23962

(acedido em 4 de outubro de 2016)

23 Davies A, Mundin G, Vriens J et al. A influência das baixas taxas de fluxo salivar na absorção de uma formulação de citrato de fentanilo sublingual para a dor do cancro. J Pain Symptom Manage 2016;51:538-45.

24 Darwish M, Kirby M, Robertson P et al. Absorção de fentanil a partir de comprimidos bucais de fentanil em doentes com cancro com ou sem mucosite oral: um estudo piloto. Clin Drug Investig 2007;27:605-11.

25 Davies A, Finn A, Tagarro I. Variabilidades intra e interindividuais na farmacocinética da película solúvel bucal de fentanilo em indivíduos saudáveis: uma análise de estudo cruzado. Clin Drug Investig 2011;31:317-24.

26 Darwish M, Tempero K, Jiang JG et al. Biodisponibilidade relativa do fentanilo após vários regimes de dosagem do comprimido bucal de fentanilo em voluntários japoneses saudáveis. Arch Drug Inf 2008;1:56-62.

27 Darwish M, Tempero K, Jiang JG et al. Proporcionalidade da dose de Fentanyl Buccal Tablet em voluntários japoneses saudáveis. Arch Drug Inf 2008;1:43-49.

28 Darwish M, Tempero K, Jiang JG et al. Extent of Fentanyl Accumulation Following Multiple Doses of Fentanyl Buccal Tablet 400 microg in Healthy Japanese Volunteers. Arch Drug Inf 2008;1:50-55.

29 Darwish M, Kirby M, Robertson P Jr et al. Absolute and relative bioavailability of fentanyl buccal tablet and oral transmucosal fentanyl citrate. J Clin Pharmacol 2007;47:343-50.

30 Pather SI, Siebert JM, Hontz J. Enhanced buccal delivery of entanyl using the OraVescent drug delivery system. Drug Delivery Technol 2001:1:54-7.

31 Thrones M, Kaasa S, Dale O. A pilot study of nasal fentanyl for patient controlled treatment of cancer pain. J Opioid Manag 2014;10:21-8.

32 Lister N, Warrington S, Boyce M et al. Farmacocinética, segurança e tolerabilidade de doses ascendentes de fentanil sublingual, com e sem naltrexona, em indivíduos japoneses. J Clin Pharmacol 2011;51:1195-204.

33 Lennernas B, Hedner T, Holmberg M et al. Pharmacokinetics and

tolerability of different doses of fentanyl following sublingual administration of a rapidly dissolving tablet to cancer patients: a new approach to treatment of incident pain. Br J Clin Pharmacol 2005;59:249-53.

34 Parikh N, Goskonda V, Chavan A et al. Farmacocinética de dose única de spray sublingual de fentanilo e citrato de fentanilo transmucoso oral em voluntários saudáveis: um estudo cruzado aleatório. Clin Ther 201;35:236-43.

35 Streisand JB, Busch MA, Egan TD et al. Proporcionalidade da dose e farmacocinética do citrato de fentanilo transmucoso oral. Anesthesiology 1998;88:305-9.

36 Kharasch ED, Hoffer C, Whittington D. Influência da idade na farmacocinética e farmacodinâmica do citrato de fentanilo transmucoso oral. Anesthesiology 2004;101:738-43.

37 Vasisht N, Gever LN, Tagarro I et al. Seleção da formulação e comparação farmacocinética da película solúvel bucal de fentanilo com citrato de fentanilo transmucoso oral: um estudo aleatório, aberto, de dose única e cruzado. Clin Drug Investig 2009;29:647-54.

38 Darwish M, Kirby M, Robertson P Jr et al. Pharmacokinetic properties of fentanyl effervescent buccal tablets: a phase I, open-label, crossover study of single-dose 100, 200, 400, and 800 microg in healthy adult volunteers. Clin Ther 2006;28:707-14.

39 Darwish M, Tempero K, Kirby M et al. Pharmacokinetics and dose proportionality of fentanyl effervescent buccal tablets in healthy volunteers. Clin Pharmacokinet 2005;44:1279- 86.

40 Darwish M, Kirby M, Robertson P Jr et al. Comparação de doses equivalentes de comprimidos bucais de fentanilo e diferenças arteriovenosas na farmacocinética do fentanilo. Clin Pharmacokinet 2006;45:843-50.

41 Darwish M, Tempero K, Kirby M et al. Biodisponibilidade relativa do comprimido bucal efervescente de fentanilo (FEBT) 1.080 pg versus citrato de fentanilo transmucoso oral 1.600 pg e proporcionalidade da dose de FEBT 270 a 1.300 microg: um estudo de dose única, aleatório, aberto, de três períodos em voluntários adultos saudáveis. Clin Ther 2006;28:715-24.

42 Darwish M, Kirby M, Robertson P Jr et al. Dose proporcional de comprimidos bucais de fentanilo em doses de 600 a 1300 microg em indivíduos adultos saudáveis: um estudo aleatório, aberto, de quatro

períodos, cruzado, num único centro. Clin Drug Investig. 2010;30(6):365-73.

43 Darwish M, Kirby M, Jiang JG et al. Bioequivalência após a colocação bucal e sublingual de comprimidos bucais de fentanilo 400 microg em indivíduos saudáveis. Clin Drug Investig 2008;28:1-7.

44 Darwish M, Kirby M, Robertson P Jr et al. Dose única e estado estacionário pharmacokinetics of fentanyl buccal tablet in healthy volunteers. J Clin Pharmacol 2007;47:56-63.

45 Finn AL, Vasisht N, Stark JG et al. Proporcionalidade da dose e farmacocinética do filme solúvel bucal de fentanil em indivíduos saudáveis: um estudo de fase I, aberto, de três períodos, cruzado. Clin Drug Investig 2012;32:63-71.

46 Vasisht N, Gever LN, Tagarro I et al. Avaliação da farmacocinética de dose única e múltipla da película solúvel bucal de fentanilo em voluntários saudáveis normais. J Clin Pharmacol 2010;50:785-91.

47 Nave R, Connolly SM, Popper L et al. Os sistemas de administração de dose única e de dose múltipla para o spray intranasal de fentanilo são bioequivalentes, como demonstrado num estudo farmacocinético replicado. Int J Clin Pha macol Ther 2012;50:751-9.

48 Plock N, Facius A, Hartmann L et al. Uma abordagem farmacocinética populacional inovadora de Fase I para investigar a farmacocinética de um spray intranasal de fentanil em indivíduos saudáveis. Int J Clin Pharmacol Ther 2013;51:495-508.

49 Kaasa S, Moksnes K, Nolte T et al. Pharmacokinetics of intranasal fentanyl spray in patients with cancer and breakthrough pain. J Opioid Manag 2010;6:17-26.

50 Fisher A, Watling M, Smith A et al. Farmacocinética e biodisponibilidade relativa do spray nasal de fentanil pectina 100-800 mcg em voluntários saudáveis. Int J Clin Pharmacol Ther 2010;48:860-7.

51 Fisher A, Watling M, Smith A et al. Pharmacokinetic comparisons of threenasal fentanyl formulations; pectin, chitosan and chitosan-poloxamer 188. Int J Clin Pharmacol Ther 2010;48:138-45.

52 Kharasch ED, Whittington D, Hoffer C. Influência da atividade do citocromo P4503A hepático e intestinal na disposição aguda e nos efeitos do citrato de fentanilo transmucoso oral. Anesthesiology 2004;101:729-37.

53 Mercadante S, Ferrera P, Arcuri E. A utilização de comprimidos bucais de fentanilo como medicação de emergência em doentes que recebem terapia crónica com metadona: um estudo preliminar aberto. Support Care Cancer 2011;19:435-8.

54 Mercadante S, Ferrera P, Adile C et al. Fentanyl buccal tablets for breakthrough pain in highly tolerant cancer patients: preliminary data on the proportionality between breakthrough pain dose and background dose. J Pain Symptom Manage 2011;42:464-9.

55 Zeppetella G. Uma avaliação da segurança, eficácia e aceitabilidade do citrato de fentanilo intranasal na gestão da dor disruptiva relacionada com o cancro: um estudo piloto. J Pain Symptom Manage 2000;20:253-8.

56 Loitman JE. Transmucosal fentanyl in ovarian cancer. J Pain Symptom Manage 2002;23:5-7.

57 Zeppetella G. Nebulized and intranasal fentanyl in the management of cancer-related breakthrough pain. Palliat Med 2000;14:57-8.

58 Farrar JT, Portenoy RK, Berlin JA et al. Defining the clinically important difference in pain outcome measures. Pain 2000;88:287-94.

59 Farrar JT, Pritchett YL, Robinson M et al. A importância clínica das alterações na escala de classificação numérica de 0 a 10 para a pior, menor e média intensidade da dor: análise de dados de ensaios clínicos da duloxetina em perturbações da dor. J Pain 2010;11:109-18.

60 Mercadante S, Radbruch L, Davies A et al. A comparison of intranasal fentanyl spray with oral transmucosal fentanyl citrate for the treatment of breakthrough cancer pain: an openlabel, randomised, crossover trial. Curr Med Res Opin 2009;25:2805-15.

61 Mercadante S, Prestia G, Adile C et al. Intranasal fentanyl (INFS) versus fentanyl pectin nasal spray (FPNS) for the management breakthrough cancer pain in doses proportional to basal opioid regimen. J Pain. 2014;15:602-7.

62 Rauck RL, Tark M, Reyes E et al. Efficacy and long-term tolerability of sublingual fentanyl orally disintegrating tablet in the treatment of breakthrough cancer pain. Curr Med Res Opin 2009;25:2877-85.

63 Shimoyama N, Gomyo I, Katakami N et al. Eficácia e segurança do comprimido sublingual de desintegração oral de fentanilo em doses determinadas por titulação para o tratamento da dor disruptiva em doentes japoneses com cancro: um ensaio multicêntrico, aleatório, controlado por

placebo e em dupla ocultação de fase III. Int J Clin Oncol. 2014 May 20. [Epub ahead of print] PubMed PMID: 24839047.

64 Velazquez Rivera I, Munoz Garrido JC, Garcia Velasco P et al. Efficacy of sublingual fentanyl vs oral morphine for cancer-related breakthrough pain. Ad Ther 2014: DOI 10.1007/212325-013-0086-4

64A Zecca E, Brunelli C, Centurioni F et al. Fentanyl Sublingual Tablets Versus Subcutaneous Morphine for the Management of Severe Cancer Pain Episodes in Patients Receiving Opioid Treatment: Um ensaio duplo-cego, randomizado e de não inferioridade. J Clin Oncol 2017;35:759-765.

65 Novotna S, Valentova K, Fricova J et al. Um estudo aleatório, controlado por placebo, de uma nova formulação sublingual de citrato de fentanilo (fentanyl ethypharm) para a dor disruptiva em doentes com cancro tratados com opióides. Clin Ther 2014;36:357-67.

66 Coluzzi PH, Schwartzberg L, Conroy JD et al. Breakthrough cancer pain: a randomized trial comparing oral transmucosal fentanyl citrate (OTFC) and morphine sulfate immediate release (MSIR). Pain 2001;91:123-30.

67 Mercadante S, Villari P, Ferrera P et al. Transmucosal fentanyl vs intravenous morphine in doses proporcionais ao regime de opióides basal para dor episódica-breakthrough. Br J Cancer 2007;96:1828-33.

68 Farrar JT, Cleary J, Rauck R et al. Oral transmucosal fentanyl citrate: randomized, double-blinded, placebo-controlled trial for treatment of breakthrough pain in cancer patients. J Natl Cancer Inst 1998;90:611-6.

69 Portenoy RK, Taylor D, Messina J et al. A randomized, placebo-controlled study of fentanyl buccal tablet for breakthrough pain in opioid-treated patients with cancer. Clin J Pain 2006;22:805-11.

70 Slatkin NE, Xie F, Messina J et al. Fentanyl buccal tablet for relief of breakthrough pain in opioid-tolerant patients with cancer-related chronic pain. J Support Oncol 2007;5:327-34.

71 Kosugi T, Hamada S, Takigawa C et al. A Randomized, Double-Blind, Placebo- Controlled Study of Fentanyl Buccal Tablets for Breakthrough Pain: Efficacy and Safety in Japanese Cancer Patients. J Pain Symptom Manage. 2013 Out 5. pii: S0885- 3924(13)00470-3. doi: 10.1016/j.jpainsymman.2013.07.006. [Epub ahead of print]

72 Rauck R, North J, Gever LN et al. Fentanyl buccal soluble film (FBSF) for breakthrough pain in patients with cancer: a randomized, double-blind,

placebo-controlled study. Ann Oncol 2010;21:1308-14.

73 Kress HG, Oronska A, Kaczmarek Z et al. Efficacy and tolerability of intranasal fentanyl spray 50 to 200 microg for breakthrough pain in patients with cancer: a phase III, multinational, randomized, double-blind, placebo-controlled, crossover trial with a 10-month, open-label extension treatment period. Clin Ther 2009;31:1177-91.

74 Fallon M, Reale C, Davies A et al. Eficácia e segurança do spray nasal de pectina de fentanilo em comparação com comprimidos de sulfato de morfina de libertação imediata no tratamento da dor oncológica disruptiva: um estudo multicêntrico, aleatório, controlado, duplo-cego, duplo-dummy multiplecrossover. J Support Oncol 2011;9:224-31.

75 Mercadante S, Aielli F, Adile C et al. Fentanyl Pectin Nasal Spray Versus Oral Morphine in Doses Proportional to the Basal Opioid Regimen for the Management of Breakthrough Cancer Pain: A Comparative Study. J Pain Symptom Manage 2016;52:27-34.

76 Portenoy RK, Burton AW, Gabrail N et al. A multicenter, placebo-controlled, double-blind, multiple-crossover study of Fentanyl Pectin Nasal Spray (FPNS) in the treatment of breakthrough cancer pain. Pain 2010;151:617-24.

77 Davies A, Sitte T, Elsner F et al. Consistência da eficácia, aceitabilidade do doente e tolerabilidade nasal do spray nasal de pectina de fentanilo em comparação com o sulfato de morfina de libertação imediata na dor oncológica disruptiva. J Pain Symptom Manage 2011;41:358-66.

78 Lennernas B, Frank-Lissbrant I, Lennernas H et al. A administração sublingual de fentanil a doentes com cancro é um tratamento eficaz para a dor disruptiva: resultados de um estudo aleatório de fase II. Palliat Med 2010;24:286-93.

79 Thrones M, Popper L, Eeg M et al. Efficacy and Tolerability of Intranasal Fentanyl Spray in Cancer Patients With Breakthrough Pain. Clin Ther. 2015;37:585-96.

80 Taylor D, Galan V, Weinstein SM et al. Fentanyl pectin nasal spray in breakthrough cancer pain. J Support Oncol 2010;8:184-90.

81 Uberall MA, Muller-Schwefe GH. Sublingual fentanyl orally disintegrating tablet in daily practice: efficacy, safety and tolerability in patients with breakthrough cancer pain. Curr Med Res Opin 2011;27:1385-94.

82 Nalamachu S, Hassman D, Wallace MS et al. Eficácia e tolerabilidade a longo prazo do comprimido sublingual de fentanilo de desintegração oral para o tratamento da dor oncológica disruptiva. Curr Med Res Opin 2011;27:519-30.

83 Portenoy RK, Payne R, Coluzzi P et al.Oral transmucosal fentanyl citrate (OTFC) for the treatment of breakthrough pain in cancer patients: a controlled dose titration study. Pain 1999;79:303-12.

84 Payne R, Coluzzi P, Hart L et al. Long-term safety of oral transmucosal fentanyl citrate for breakthrough cancer pain. J Pain Symptom Manage 2001;22:575-83.

85 Hanks GW, Nugent M, Higgs CM et al. Oral transmucosal fentanyl citrate in the management of breakthrough pain in cancer: an open, multicentre, dose-titration and longterm use study. Palliat Med 2004;18:698-704.

86 Taylor DR, Webster LR, Chun SY et al. Impacto da dor disruptiva na qualidade de vida em doentes com dor crónica não oncológica: percepções dos doentes e efeito do tratamento com citrato de fentanilo transmucoso oral (OTFC, ACTIQ). Pain Med 2007;8:281-8.

87 Christie JM, Simmonds M, Patt R et al. Dose-titration, multicenter study of oral transmucosal fentanyl citrate for the treatment of breakthrough pain in cancer patients using transdermal fentanyl for persistent pain. J Clin Oncol 1998;16:3238-45.

88 Weinstein SM, Messina J, Xie F. Fentanyl buccal tablet for the treatment of breakthrough pain in opioid-tolerant patients with chronic cancer pain: Um estudo de segurança a longo prazo e aberto. Cancro 2009;115:2571-9.

89 Mercadante S, Gatti A, Porzio G et al. Dosagem do comprimido bucal de fentanilo para a dor oncológica disruptiva: titulação da dose versus doses proporcionais. Curr Med Res Opin 2012;28:963-8.

90 Kleeberg UR, Filbet M, Zeppetella G. Comprimidos bucais de fentanil para a dor oncológica: porquê titular? Pain Pract 2011;11:185-90.

91 Mercadante S, Porzio G, Aielli F et al. A utilização de comprimidos bucais de fentanilo para a dor disruptiva, utilizando doses proporcionais ao regime basal de opiáceos num contexto de cuidados domiciliários. Support Care Cancer 2013;21:2335-9.

92 Veldhorst-Janssen NM, Fiddelers AA, Zandstra H et al. Satisfação dos doentes com fentanil intranasal

para a dor disruptiva. J Palliat Med 2012;15:631-2.

93 Zeppetella G, Messina J, Xie F et al. Efeitos consistentes e clinicamente relevantes com o comprimido bucal de fentanilo no tratamento de doentes que recebem terapêutica opiácea de manutenção e que sofrem de dor disruptiva relacionada com o cancro. Pain Practice 2010;10:287-93.

94 Zeppetella G, Davies A, Eijgelshoven I et al. A network meta-analysis of the efficacy of opioid analgesics for the management of breakthrough cancer pain episodes. J Pain Symptom Manage 2014;47:772-785

95 Fine PG, Messina J, Xie F et al. Segurança e tolerabilidade a longo prazo do comprimido bucal de fentanilo para o tratamento da dor disruptiva em doentes tolerantes aos opiáceos com dor crónica: um estudo de 18 meses. J Pain Symptom Manage 2010;40:747-60.

96 Ueberall MA, Lorenzl S, Lux EA et al. Eficácia, segurança e tolerabilidade do spray nasal de pectina de fentanil em pacientes com dor oncológica disruptiva. J Pain Res 2016;9:571-85.

97 Radbruch L, Torres LM, Ellershaw JE et al. Tolerabilidade, eficácia e aceitabilidade a longo prazo do spray nasal de pectina de fentanilo para a dor oncológica disruptiva. Support Care Cancer 2012;20:565-73.

98 England R, Maddocks M, Manderson C et al. How practical are transmucosal fentanyl products for breakthrough cancer pain. Utilização inovadora de formulações com placebo para sondar a opinião dos utilizadores. BMJ Support Pall Care 2011; doi: 10.'1136/bmjspcare-2011-000037.

99 Davies A. A new fast-acting sublingual fentanyl (Recivit) for treating breakthrough cancer pain. Eur Oncol Haematol 2014;10:12-6.

100 Jandhyala R, Fullarton JR, Bennett MI. Efficacy of Rapid-Onset Oral Fentanyl Formulations vs. Oral Morphine for Cancer-Related Breakthrough Pain: A Meta-Analysis of Comparative Trials. J Pain Symptom Manage. 2013 Fev 1. doi:pii: S0885-3924(12)00815-9. 10.1016/j.jpainsymman.2012.09.009. [Epub ahead of print]

101 Diretrizes da Sociedade Europeia de Enfermagem Oncológica. Diretrizes inovadoras sobre a dor oncológica 2013

Tabelas

Quadro 3: Caraterísticas de base dos estudos controlados aleatorizados

Formulations	Design	N	Episodes	Gender	Age (years)	Race	Cancer type	Pain type	Opioid use	Ref
OTFC Nasal spray	Open, co	86	2 x 6 per patient	43% female	55	Cau: 100%	No data	No data	No data	60
FPNS Nasal spray	Open, co	62	97 pectin 91 nasal	46% female	63	No data (Italy)	Lung: 21% Urogenital: 17% GI: 15%	No data	Mor: 192 mg	61
SLF Placebo	DB, co	66	10 per patient (7 SLF, 3 placebo)	54% female	62	White: 84% Black: 5% Asian: 2%	No data	No data	Mor: 60-1000 mg TDF: 50-300 mcg/h	62
SLF Placebo	DB, co	37	9 per patient (6 SLF, 3 placebo)	41% female	66	Asian: 100%	Lung: 26% Breast: 7% Gastric: 7%	No data	Mor: 345 mg Oxycodone: 29 mg TDF: 48 mcg/h	63
SLF IRMS oral	SB	40	30 days	43% female	65	Spain	Prostate: 25% Lung: 15% Breast: 15%	No data	Mor: 60-1000 mg TDF: 50-300 mcg/h	64
SLF Morf sc	DB	58 56		51% female	60	Italy	Breast: 19% Lung: 17% Urogen: 14%	No data	54 mg Morf	64A
SLF-E Placebo	DB, co	78	9 per patient (6 OTFC, 3 placebo)	44% female	65	Czechia	Urogenital: 34% Digestive: 27% Head/neck: 15%	No data	Fentanyl: 74% (no dose)	65

OTFC IRMS oral	DB, DD, co	93	2 x 5 per patient	47% female	55	White: 92% Black: 7% Hisp: 1%	Breast: 16% Lung: 17% Colon: 15% Prostate: 8%	Noc: 80% Neu: 19%	Mor: 60-1000 mg (n=61) TDF: 50-300 mcg/h (n=28)	66
OTFC Mor iv	Open, co	25	53	52% female	59	Italy		Som: 36% S/V: 12% S/N: 12% Vis: 8% V/N: 8% Neu: 16%	Mor: 120 mg	67
OTFC Placebo	DB, co	92	10 per patient (7 OTFC, 3 placebo) 804 in total	55% female	54	White: 93% Black: 5% Asian: 1%	Breast: 23% Lung: 18% Colon: 13% Uterine: 8% Haematol: 13%	Som: 52% Vis: 32% Neu: 14%	Mor: 30-600 (n=63) TDF: 50-225 mcg/h (n=21)	68
Buccal Placebo	DB, co	77	10 per patient (7 buccal, 3 placebo) 493 in total	45% female	58	White: 88% Black: 1% Other: 10%	No data	Noc: 47% Neu: 21% Mixed: 32%	Mor: 213 mg (equivalent)	69
Buccal Placebo	DB, co	87	10 per patient (7 buccal, 3 placebo) 716 in total	62% female	54	White: 79% Black: 8% Other: 13%	No data	Noc: 41% Neu: 17% Mixed: 42%	Mor: 279 mg (equivalent)	70
Buccal Placebo	DB, co	73	9 per patient (buccal, 3 placebo)	36% female	61	Japane se	No data	Noc: 60% Neu: 6% Mixed: 35%	Mor: 112 mg (equivalent)	71

Buccal film Placebo	DB, co	82	9 per patient (6 buccal film, 3 placebo) 571 in total	55% female		White: 90% Black: 8% Other: 3%	Breast: 23% Lung: 17% Colon: 11% Gastric: 7% Pancreatic: 6%	Neu: 32%		72
Nasal spray Placebo	DB, co	111	8 per patient (6 nasal spray, 2 placebo)	50% female	61	White: 96%	Breast: 16% Lung: 15% Colon: 13% Female gen: 11% Prostate: 10% Urologic: 10%	No data	Morphine: 91%	73
FPNS spray IRMS or	DB, DD, co	114	10 per patient (5 FPNS 5 placebo) 740 in total	46% female	56	Caus: 49% Black: 1% Indian: 53%	No data	No data	Morphine: 201 mg	74
FPNS IRMS or	open	53	4 per patient	58% female	63		Lung: 28% Urogenital: 26% Breast: 19%	No data	Not stated: 60-120 mg in 80% of patients	75
FPNS Placebo	DB, co	84	10 per patient (7 FPNS, 3 placebo) 659 in total	47% female	54	Caus: 68% Black: 12% Other: 21%	Breast: 17% Lung: 13% Retic: 12% Bowel: 12% Prostate: 7%	No data	Morphine: 254 mg	76

Quadro 4: Formulações de dose de fentanilo em estudos controlados e aleatorizados

Formulatio ns	Dose F								Comparator dose	Ref

	50	100	200	400	600	800	1200	1600		
OTFC Nasal spray	- 23	- 32	34 40	30 -	11 -	5 -	5 -	5 -	NA	60
FPNS Nasal spray									Pectin: 328 mcg Nasal: 165 mcg	61
SLF Placebo		4	6	7 16 (300 mcg)	8	21				62
SLF Placebo		26%	21%	10% 26% (300 mg)	5%	2%				63
SLF IRMS oral			Mean dose 235 mcg						Mor: 38 mg	64
SLF Morf sc		100 %								64A
SLF-E Placebo		36% (133 mcg))	31% (267 mcg)	14%	13% (567 mcg)	6%				65
OTFC IRMS oral			10%	19%	25%	15%	17%	15%	15 mg: 27% 30 mg: 46% 45 mg: 17% 60 mg: 10%	66
OTFC Mor iv			24%	12%	20%	4%	32%	8%	Fixed ratio: 200/4, etc	67
OTFC Placebo	No data	No data	No data	No data	No data	No data	No data	No data	NA	68
Buccal		12	11	20	10	24			NA	69

Placebo										
Buccal Placebo		8%	12%	18%	28%	34%			NA	70
Buccal Placebo	7%	14%	19%	17%	11%	6%	27% dose not known		NA	71
Buccal film Placebo			5%	19%	28%	24%	25%		NA	72
Nasal spray Placebo	18	48	45						NA	73
FPNS spray IRMS or		16	18	30		15			Mor: 29 mg	74
FPNS IRMS or									Pectin: 182 mcg Mor: 17 mg	75
FPNS Placebo		11%	10%	33%	47%					76

Quadro 5: Doentes em estudos controlados e aleatorizados

Formulations	Titration Duration Median	N Initial	Withdrawal titration phase	Randomised	Withdrawal Study phase	Evaluable efficacy	Mean dose	Ref
OTFC Nasal spray	- 8 weeks - 5 weeks	196	57	139	53	86	No data	60
FPNS Nasal spray	- 8 weeks - 5 weeks	62		62	12	50	Pectin: 328 mcg Nasal: 165 mcg	61
SLF Placebo	2 weeks	131	53	66	6	60	600 mcg	62

SLF Placebo	3 weeks	42	5	37	5	32	No data	63
SLF IRMS oral	7 days	40	0	40	0	40	235 mcg	64
SLF Morf sc	NA	58 56	NA	58 56	1 0	57 56	100 mcg	64A
SLF-E Placebo	2 weeks	91	13	78	5	73		65
OTFC IRMS oral	5 days	134	41	93	9	75	811 mcg 31 mg	66
OTFC Mor iv	None	40	NA	40	15	25	No data	67
OTFC Placebo	2 weeks	130	37	92	20	72	No data	68
Buccal Placebo	No data	123	46	77	9	77	No data	69
Buccal Placebo	7 days	125	38	87	12	75		70
Buccal Placebo	21 days	103	26	73	2	73		71
Buccal film Placebo	7 days	151	69	82	2	80		72
Nasal spray Placebo	No data	120	7	113	3	110		73
FPNS spray IRMS or	- 14 days	110	26	84	5	79		74
FPNS	No data	53		53	8	45	Pectin: 182 mcg	75

IRMS or							Mor: 17 mg	
FPNS Placebo		114	31	83	7	73		76

Quadro 6: Parâmetros de eficácia em estudos controlados e aleatorizados

Formulatio ns	Primar y	PID				PID	PI	PR	GMP/GP	Ref
		15	30	45	60	15 >33% decreas e		30 min		
OTFC Nasal spray	Time to pain relief	1.7	3.4 4.2 P<0.00 1		4.6 4.4 P<0.01	22% 54% P<0.001				60
FPNS Nasal spray	>33% PID									61
SLF Placebo	SPID 30 min		2.2 1.4					1.8 1.2 P=0.00 02	3.1 (PGEM score) 3.6	62
SLF Placebo	PID 30 min	22 21 NS VAS mm	41 34 P=0.00 2 VAS mm	56 45 P<0.00 1 VAS mm						63
SLF IRMS oral	PI						3 d: 6.0 (SLF) vs 6.9 (M) 30 d: 3.0 (SLF) vs 4.4			64

							(M) P<0.001			
SLF Morf sc	PID		3.6 3.9							64 A
SLF-E Placebo	SPID 30 min							2.3 1.6 P<0.0001		65
OTFC IRMS oral	PID 15 min	1.8 1.4 P<0.01	2.8 2.3 P<0.01	3.4 2.9 P<0.01	3.9 3.3 P<0.01	42% 32% P<0.001	O<M P<0.05 (no data)	1.8 1.5 P<0.01	2.5 2.1 P<0.001	66
OTFC Mor iv		2.8 3.6 P=0.013	4.5 5.2 NS			57% 74%	-41% -52% P=0.026			67
OTFC Placebo	SPID	1.45 0.98 P<0.0001	1.85 1.19 P<0.0001	2.15 1.64 P<0.0001	2.28 1.67 P<0.0001			1.85 1.19	1.98 (30 min) 1.19 P<0.0001	68
Buccal Placebo	SPID 30 min	0.8 0.5 P<0.0003	2.2 1.3 P<0.0001	3.3 1.8 P<0.0001	3.8 2.1 P<0.0001	48% 29% P<0.0001		1.3 0.8 P<0.0001	1.4 (30 min) 0.9 P<0.0001	69
Buccal Placebo	SPID 60 min	1.4 0.8 P<0.0001	2.3 1.2 P<0.0001	2.8 1.4 P<0.0001	3.2 1.5 P<0.0001	51% 26% P<0.0001		1.7 1.1 P<0.0001	2.1 (60 min) 1.2 P<0.0001	70
Buccal Placebo	PID 30 min	1.2 1.0 NS	2.3 1.8 P<0.05		3.3 2.4 P<0.05	60% 42% P<0.05 (60 min)		2.0 1.5		71
Buccal film Placebo	SPID 30 min	1.4 1.2	2.3 1.8	2.8 2.2	3.2 2.3	26% 21%				72

		NS	P<0.05	P<0.01	P<0.001	NS				
Nasal spray Placebo	PID 10 min	2.5 1.3 10 min P<0.001		4.2 2.1 40 min P<0.001	4.3 2.3 P<0.001	80% 45% P<0.001			1.9 1.0 P<0.001	73
FPNS spray IRMS or	PID 15 min	3.0 2.7 P<0.05	4.1 3.8 P<0.05	4.7 4.2 P<0.05	5.3 4.8 P<0.01			75% 69% (PID>2) at 15 min P<0.05		74
FPNS IRMS or	Nr of patients with benefit at 15 and 30 min					72% 59% P<0.0005				75
FPNS Placebo	SPID 30 min	2.0 1.3 P<0.001	2.7 1.9 P<0.001	3.1 1.9 P<0.001	3.4 2.0 P<0.001			66% 40% (PID>2)		76

Glossário de abreviaturas para os quadros 3-6

Cau Caucasian

Co cross-over

DB double-blind

DD double-dummy

FPNS Fentanyl pectin nasal spray

GMP global medication performance

GP global performance

Hisp Hispanic

IRMS immediate release morphine sulphate

Iv intravenous

Mor morphine

NA not applicable

Nasal fentanyl nasal spray

Neu neuropathic

Noc nociceptive

OTFC oral transmucosal fentanyl citrate

PI pain intensity

PID pain intensity difference

PR pain relief

SLF sublingual fentanyl (Abstral)

SLF-E sublingual fentanyl Ethyfarm (Recivit)

Som somatic

S/N somatic-neuropathic

S/V somatic-visceral

SPID sum of pain intensity differences

TDF transdermal fentanyl

TOTPAR total pain relief

Vis visceral

V/N visceral-neuropathic

Quadro 7: Acontecimentos adversos com medicamentos em estudos controlados aleatorizados

Formulations	AE Total	AE DR	AE withdrawal	Nausea	Vomiting	Constipation	Fatigue/ somnolence	Dizziness	Drowsiness	Ref
OTFC Nasal spray	35% 46%		7% 8%	8% 8%	3% 5%	3% 4%	3% 2%	2% 3%		60
FPNS Nasal spray										61
SLF Placebo	73%	31 %	23%	12%	5%		5%			62
SLF Placebo	26%	3%		7%	7%	7%	10%			63

SLF IRMS oral	25%	0%	0%	15%	5%	15%	10%			64
SLF-E Placebo				4%	6%					65
OTFC IRMS oral			13%	13%		10%	15%	7%	7%	66
OTFC Mor iv				8% 4%					19% 13%	67
OTFC Placebo				14%	3%	5%	8%	17%		68
Buccal Placebo			8%	22%	11%	8%	12%	22%		69
Buccal Placebo	66%			13%	6%	6%	8%	11%		70
Buccal Placebo	83%			11%	14%		27%			71
Buccal film Placebo	50%			5% (drug related)	4%	2%	6%	5%		72
Nasal spray Placebo	20%	5%		5%						73
FPNS IRMS or	33% (400 mcg dose) 16%			3% 1%	5% 4%	5% 2%	5% 1%	3% 0^%		74
FPNS Placebo	51%			9%	11%		4%	8%		76

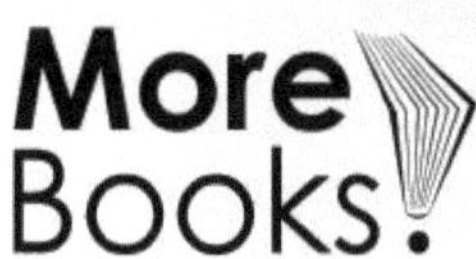

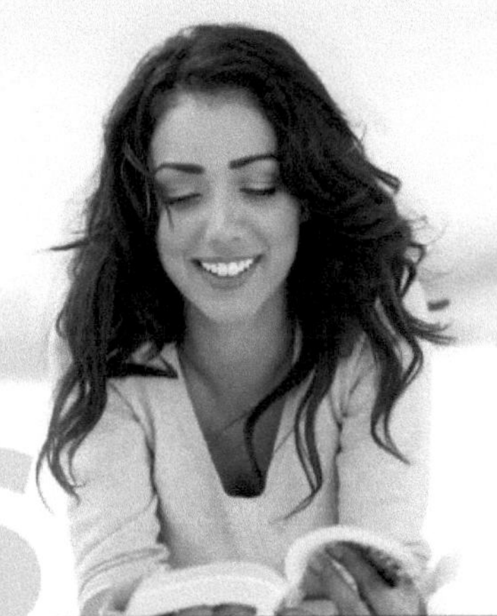

yes

I want morebooks!

Buy your books fast and straightforward online - at one of world's fastest growing online book stores! Environmentally sound due to Print-on-Demand technologies.

Buy your books online at
www.morebooks.shop

Compre os seus livros mais rápido e diretamente na internet, em uma das livrarias on-line com o maior crescimento no mundo! Produção que protege o meio ambiente através das tecnologias de impressão sob demanda.

Compre os seus livros on-line em
www.morebooks.shop

info@omniscriptum.com
www.omniscriptum.com

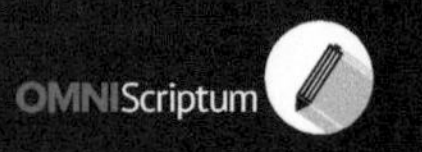

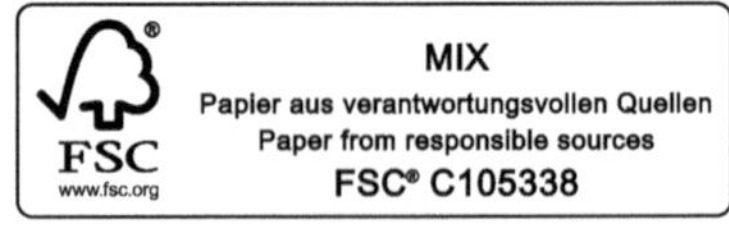

Printed by Books on Demand GmbH, Norderstedt / Germany